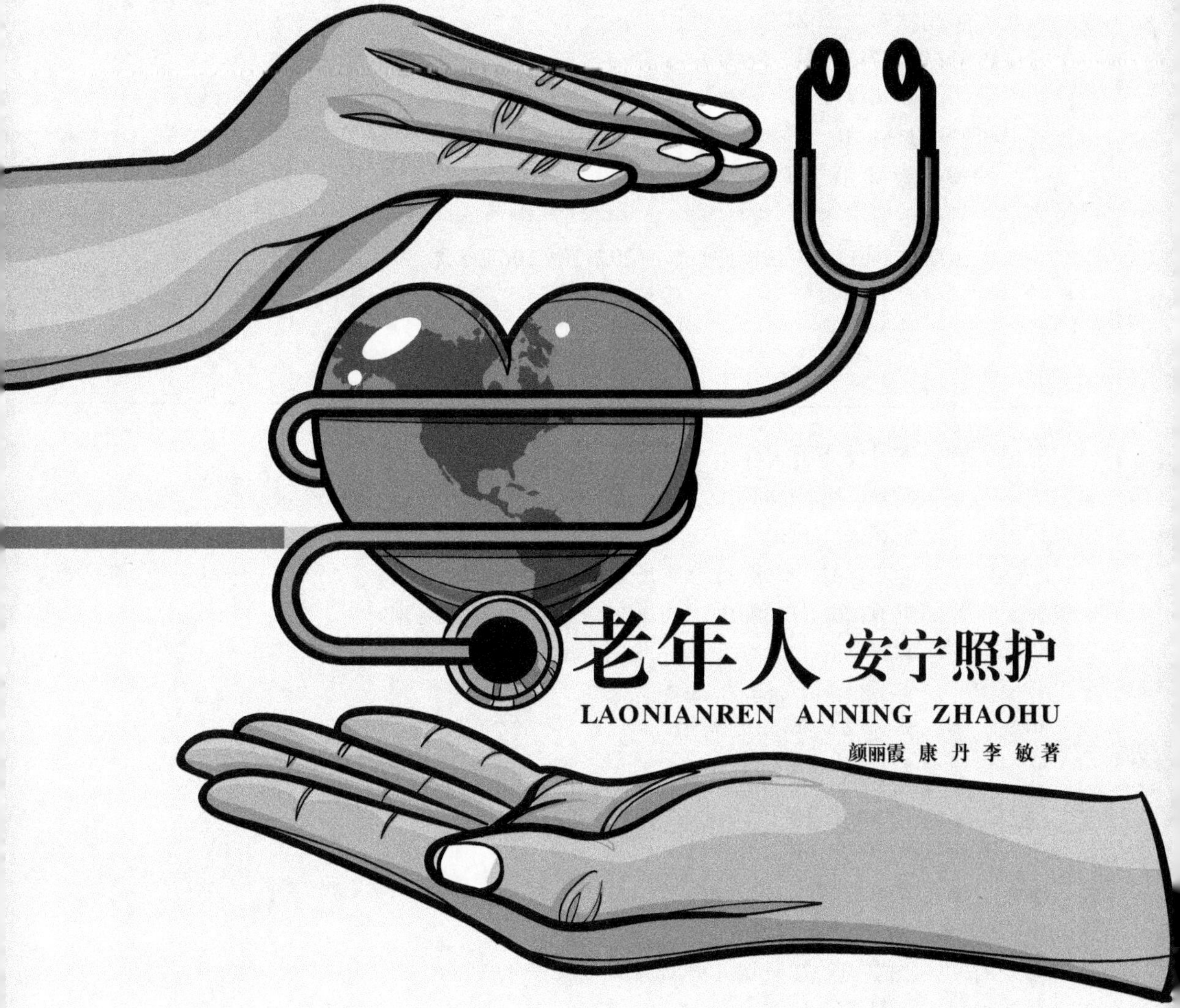

# 老年人 安宁照护

LAONIANREN ANNING ZHAOHU

颜丽霞 康 丹 李 敏 著

东北大学出版社
·沈 阳·

图书在版编目（CIP）数据

老年人安宁照护 / 颜丽霞，康丹，李敏著. -- 沈阳：东北大学出版社，2021.9
ISBN 978-7-5517-2786-0

Ⅰ. ①老… Ⅱ. ①颜… ②康… ③李… Ⅲ. ①临终关怀－护理－教材 Ⅳ. ①R473

中国版本图书馆 CIP 数据核字(2021)第 196425 号

出 版 者：东北大学出版社
地址：沈阳市和平区文化路三号巷 11 号
邮编：110819
电话：024-83687331（市场部） 83680267（总编室）
传真：024-83680180（市场部） 83680265（社务部）
网址：http：//www.neupress.com
E-mail：neuph@neupress.com
印 刷 者：广东虎彩云印刷有限公司
发 行 者：东北大学出版社
幅面尺寸：170mm×240mm
印 张：10.75
字 数：194 千字
出版时间：2021 年 9 月第 1 版
印刷时间：2021 年 12 月第 1 次印刷
责任编辑：潘佳宁 责任校对：刘新宇
封面设计：嘉禾工作室 责任出版：唐敏志

ISBN 978-7-5517-2786-0 定 价：88.00 元

# 前　言

随着我国人口老龄化进程不断加速，高龄老化以及患有恶性肿瘤、阿尔兹海默病等难以治愈疾病的老年人逐渐增多，过度医疗使临终老人痛苦增加，浪费医疗资源，社会对安宁照护的需求日益增加。安宁照护是老年健康服务体系中的重要一环，旨在为临终老人及其家属提供身体、心理、社会等全方位的护理，使老人舒适、安详、有尊严地离世。本书着力于研究如何对临终老年人实施安宁照护，以切实提高临终老年人的生命质量，缓解家属过度哀伤反应，促进社会文明进步。

全书共四章。第 1 章是绪论。介绍了本书的研究意义、临终照护相关概念、已有安宁照护相关研究成果和本研究的创新性。第 2 章是生活照护。分析了临终老年人的身体变化，根据其身体变化，采取相应的生活照护措施，以提高其舒适度，提高其终末期生命质量。第 3 章是基础护理。分析临终老人疼痛对机体的影响，提出疼痛评估、疼痛控制和疼痛照护技能；分析了临终老人压疮危险因素和好发部位，提出压疮评估、预防、治疗和照护措施；分析临终老人常见病情变化的原因，提出各项病情观察和照护方法；通过分析尸体变化，介绍尸体护理方法。第 4 章心理照护与社会支持。探析了死亡教育，生前预嘱、遗嘱和老年人对死亡的态度及认识；分析了临终老人角色适应不良等常见现象，提出了心理关怀和心理治疗方法；探讨了我国临终关怀社会支持网络，提出了志愿者和社会工作临终照护的方法和技巧。

本书对临床一线护理人员的老年人安宁照护理论与实践操作工作，具有重要意义：一是有利于提升安宁照护护理队伍的专业素养和职业认同感，促进安宁照护的专科化发展；二是确保安宁照护质量，提高老年人临终生命质量，使生命有尊严地谢幕，实现优逝；三是积极响应国家卫健委安宁照护和老龄委健全老年人服务体系相关政策，满足社会需求，促进社会文明进步。

本书由长沙民政职业技术学院的颜丽霞、康丹和李敏共同撰写完成。笔者在撰写过程中，得到了许多专家学者的帮助和指导，在此表示诚挚的谢意！本书自酝酿至出版，我们虽已尽心尽力，但仍心有惴惴，错谬之处，在所难免，恳请读者批评指正！

**作者**

2021 年 6 月 1 日

# 目　录

# 第 1 章
# 绪　论

## 1.1　相关概念

安宁照护是优生优死的重要措施。首先我们了解一下相关概念。

临终：指由于衰老、疾病末期或意外事故导致人体各主要器官功能衰竭，治疗无效，生命难以维持，即将终结的状态，预计生存期为 6 个月以内的阶段。

安宁照护：又称临终关怀，是为临终老人及其家属提供生理、心理、社会等方面的照护，使临终老人症状得到控制，情绪得到缓和，生活质量得到提高，家属的身心健康得到维护，临终老人能够安宁、舒适、有尊严地走完人生最后的旅程。

安宁照护的关怀，所蕴含的温暖、柔情、友善，足以抵消临终带给老人的恐惧与哀伤。

安宁照护的要求：

（1）以照护为主。由于治愈希望渺茫，临终老人最需要的是身体舒适、控制疼痛、心理支持和生活照护，因而应由以治愈为主的治疗转为对症处理的照护。

（2）尊重生命。临终老人的生命活力在下降，然而个人尊严、权利和意愿应得到相应的维护和支持。

（3）提高生存质量。满足临终老人的需求，提供优质的照护服务，消除其对死亡的恐惧和焦虑。

（4）注重心理支持。为临终老人提供心理疏导，家属陪伴在身边，建立温暖的人际关系，保持平和心态。

## 1.2 研究意义

有关研究表明，约有 1/3 的老人在离世前接受过手术、插管等治疗，甚至过度医疗，以延长生命。这使老人在临终前身心饱受痛苦，生命质量得不到保证；同时，增加了家庭临终医疗支出负担，造成社会医疗资源的浪费。这一严峻现实使得老年人安宁照护服务的需求日益增加。安宁照护即临终关怀，是老年健康服务体系中的重要一环，旨在为临终老人及其家属提供身体、心理、社会等全方位的护理，使老人舒适安宁、有尊严地离世，缓减家属过度哀伤反应。安宁照护的目的是以治愈为主的治疗转变为以对症为主的照护，以延长生命转变为提高生命质量，给予家属心理支持。为满足社会需求，我国于 2017 年开启了安宁照护第一批试点工作。湖南省长沙市、株洲市和益阳市于 2019 年 6 月获批国家第二批安宁照护试点城市。这必然需要大量的安宁照护护理人员，本研究对临床一线护理人员的老年人安宁照护理论与实践操作工作，具有重要意义：一是有利于提升安宁照护护理队伍的专业素养和职业认同感，促进安宁照护的专科化发展；二是确保安宁照护质量，提高老年人临终生命质量，使生命有尊严地谢幕，实现优逝；三是积极响应国家卫健委安宁照护和老龄委健全老年人服务体系相关政策，满足社会需求，促进社会文明进步。

## 1.3 相关研究综述

随着社会的进步发展，“人口高龄化”“带病老龄化”成为全球普遍现象。由此带来的安宁照护已成为世界关注的焦点。世界卫生组织（WHO）指出，安宁护理质量与安宁护理教育培训的发展水平密切相关。

英国的西塞莉·桑德斯博士于 1967 年 7 月创办了世界上第一家临终关怀医院，开启了安宁照护的先河。随后，美国、加拿大、日本等 40 多个国家也相继开展了安宁照护服务。发达国家的安宁照护起步早，相对较成熟，受到政府重视，并且这些国家医疗保障相对完善，民众参与度高，照护模式多样化且具有个性化，对安宁照护工作人员的教育培训也尤为重视。英国将安宁照护正式列为专科，纳入医学院校的课程。美国国家护理协会根据护理人员级别设置不同层次的核心课程，并到临终服务机构进行体验式教学，促进护理人员安宁照护知识和技能的掌握。加拿大可提供安宁照护护理人员资格认证，并通过网络不定期进行安宁护理新知识和技能的教育。日本的安宁照护人员则必须参加症状管理与持续医学教育评估的临终关怀强化教育项目。欧洲大部分临终护理教育联盟则先对本科和研究生护理教育者和临床护士进行安宁照护理论和实践知识培训，再由他们传授给医生和一线护士。安宁护理培训内容针对照护人员不同专业背景有不同的培训项目，主要包括疼痛等症状护理与管理、沟通技巧、心理疏导方法以及丧亲辅导等方面的知识。培训教育有网络多媒体在线课、短期讲习班等，引导安宁照护护理人员积极的临终关怀态度。

1981 年，安宁照护在中国台湾开始发展，取得了丰富的经验和成就。在培训教育方面，中国台湾已构成了具有传统文化特色的死亡教育，医学院校开设了安宁照护课程。1988 年，天津临终关怀研究中心的建立，标志着我国大陆安宁照护事业的起步。之后全国各地先后开设了不同类型的安宁照护机构。由于受我国传统“孝文化”、伦理和政策经济的影响，安宁照护的发展比较缓慢，相关教育培训相对落后。我国卫健委于 2017 年印发了《安宁照护中心基本标准和管理规范（试行)》，并启动了第一批安宁照护试点工作。目前，专业的安宁照护教材不多，开设安宁照护课程的医学院校相对较少，各地开展的培训较为分散，缺乏规范化、科学性和系统性，培训形式单一。这直接导致了安宁照护专业化水平不高，教育培训效果欠佳，缺乏专业化队伍。国内学者对国外安宁照护的发展现状、教育培训研究较多。为满足社会需要，养老机构安宁照护教育培训相关研究亟待展开。

## 1.4 前期研究基础

### 1.4.1 养老机构安宁照护护士生活品质现状及影响因素研究

截至 2018 年底，全国 65 岁及以上人口达到 1.7 亿，约占总人口的 11.9%。随着我国人口老龄化进程不断加速，高龄老化、患有恶性肿瘤和阿尔兹海默病等难以治愈疾病的老年人逐渐增多，加之家庭规模小型化，社会对安宁照护的需求日益增加。养老机构安宁照护护士是为临终老人实施安宁照护的主要执行者，其专业生活品质状态对保障和提升安宁照护质量尤为重要。专业生活品质是指在为他人提供照护工作的过程中，自身的心理状况受到的一系列影响。其中包括照护过程中获得的积极心态——同情满足，以及产生倦怠和二次创伤的负性情绪——同情疲乏。由于工作环境和照护对象的特殊性，养老机构安宁照护护士长期在照护老人的过程中应用共情、共鸣，在面临老人死亡的场景时，容易产生共情疲劳，造成慢性创伤和过度的情感透支。若不注意发现和及时调节，会危害其身心健康，导致工作效率下降，影响安宁照护工作质量，甚至增加护士的离职率。这也将严重制约我国刚刚起步的安宁照护事业发展。本研究对湖南省医养结合型养老机构安宁照护护士专业生活品质现状及影响因素进行了调查分析，为管理者后续的干预提供依据，为改善安宁照护质量提供新思路。

#### 1.4.1.1 对象与方法

本研究采取便利抽样方法，2019 年 11—12 月选取湖南省 25 家医养结合型养老机构安宁照护护士进行问卷调查。纳入标准：从事安宁照护工作 1 个月以上；知情同意本研究。排除标准：临床护理工作不足 1 年；脱离安宁照护岗位时间大于 1 个月；不愿意配合本次调查。

一般社会学资料：研究者根据调查的需要，自行设计的一般社会学资料问卷。主要内容包括年龄、性别、婚姻状况、安宁照护工作年限、最高学历、职称、月收入、是否经历父/母离世、养老机构开展团体心理辅导、接受过安宁照护培训、有团结协作的工作氛围、安宁照护工作被认可、工作负荷过重等。

专业生活品质量表：由 Stamm 等于 2010 年编制，取得原作者同意后，我国学者郑杏将其汉化，制成中文版护士专业生活品质量表。由同情满足、倦怠、二次创伤 3 个子量表各 10 个条目组成。同情满足用于测量护士在工作中，自身体验到的快乐和满足心理；倦怠与二次创伤分别用于测量护士在照护过程中，产生的疲乏和无望感、工作相关应激创伤。量表具有良好的信效度，Cronbach's α 系数为 0.71，3 个子量表分别为 0.82，0.73，0.76，各子量表分别提取一个因素可解释总变量的45.38%、28.98%、30.40%。采用 Likert 5 级计分法，1 ~ 5 级分别为“从未有过”“很少”“有些时候”“经常如此”“总是如此”；其中 1、4、15、17、29 条目为反向计分，其余条目为正向计分。3 个子量表单独计分不高于 22 分为低度，23 ~ 41 分为中度，不低于 42 分为高度。

心理弹性量表简化版：2003 年 Connor 与 Davidson 研制的 25 个条目的心理弹性量表，经 Campbell – Stlls 和 Stein 从中提取 10 个条目，构成了信效度良好的心理弹性量表简化版。我国学者 Wang 等取得原作者同意后，翻译修订形成中文版心理弹性简化量表，具有良好的结构效度，Cronbach's α 系数为 0.91，间隔 2 周的重测信度为 0.90。本研究量表的内部一致性 Cronbach's α 系数为 0.90。采用 Likert 5 级计分法，0 ~ 4 分分别为“从不”“很少”“有时”“经常”“总是”。所有条目均为正向计分法，10 个条目总和为心理弹性总分，得分范围为 0 ~ 40 分。得分越高表示心理弹性越高。

调查方法：课题组成员参与 2019 年湖南省民政厅对全省养老机构进行的第

三方评估，在开展专业生活品质调查之前，对调查人员进行相关培训，统一此项调查方法和标准。调查人员向安宁照护护士介绍调查目的，说明问卷填写方法及注意事项，取得调查对象知情同意后，现场发放问卷，要求匿名方式独立填写，并当场收回问卷。调查员对回收问卷及时进行复核，漏项和相似的问卷予以剔除。本次调查共发放并收回问卷 220 份，最终获得有效问卷 216 份，有效回收率为 98.18%。

统计学方法：采用 SPSS 19.0 软件对数据进行处理与分析，采用频数、百分比、均数、标准差、$t$ 检验、单因素方差分析、多元线性回归对数据进行统计分析，$P<0.05$ 为差异有统计学意义。

#### 1.4.1.2　结　果

216 名养老机构安宁照护护士均为女性，35 岁及以下的占 31.0%，36～55 岁的占 31.0%，55 岁以上的占 38.0%；中专学历占 19.5%，大专学历的占 59.7%，本科及以上的占 20.8%；未婚占 13.0%，已婚占 61.5%，离异/丧偶占 25.5%；安宁照护工作年限 1 年以内的占 37.5%，1～3 年的占 45.4%，3 年以上的各占 17.1%；初级职称占 61.6%，中级职称占 23.1%，高级职称占 15.3%；月收入低于 3500 元的占 47.2%，3500～4500 的占 31.5%，高于 4500 元的占 21.3%。

216 名安宁照护护士中、重度倦怠发生率分别为 89.4%，3.2%；中、高度二次创伤发生率分别为 67.6%，0.9%；中、低度同情满足的分别为 82.4%，2.8%。

以一般社会学资料作为自变量，分别以同情满足、二次创伤、倦怠得分作为因变量进行单因素分析。结果显示，不同年龄、最高学历、婚姻状况、安宁照护工作年限、职称、是否经历了父/母离世、养老机构开展团体心理辅导、有团结协作的工作氛围、安宁照护工作被认可、接受过安宁照护培训、工作负荷过重对同情满足得分有影响；不同最高学历、婚姻状况、养老机构开展团体心理辅导、工作负荷过重对二次创伤得分有影响；不同年龄、最高学历、婚姻状况、养老机构开展团体心理辅导、有团结协作的工作氛围、接受过安宁照护培训、工作负荷过重对倦怠得分有影响，差异均有统计学意义（$P<0.05$）。

养老机构宁养区 216 名护士心理弹性得分为 $26.93 \pm 5.60$。将其心理弹性得分从高到低排序，根据 27% 的划界原则分为高分组和低分组，分析其对专业生活品质的影响。结果显示，不同的心理弹性水平对同情满足、二次创伤、倦怠均有影响（$P<0.01$），心理弹性得分越高同情满足水平越高，二次创伤和倦怠水平越低。

以同情满足、二次创伤、倦怠为因变量，将一般资料单因素有意义的变量及心理弹性得分纳入多元线性回归方程，结果得出婚姻状况、养老机构开展团体心理辅导、接受过安宁照护培训、安宁照护工作被认可、心理弹性是安宁照护护士同情满足的影响因素，共解释了变异的59.2%；婚姻状况、最高学历、养老机构开展团体心理辅导、工作负荷过重、心理弹性是安宁照护护士二次创伤的影响因素，共解释了变异的25.7%；婚姻状况、工作负荷过重、心理弹性是安宁照护护士倦怠的影响因素，共解释了变异的27.2%。

#### 1.4.1.3 结　论

专业生活品质是反映服务行业的从业者工作相关心理健康水平的重要指标。同情满足是一种正性情绪，指在工作中获得的成就感和满足感。有研究表明，同情满足水平越高越有利于提高其工作主动性。在养老机构的安宁照护过程中，同情满足水平高表现为对老年人的身心照护更加主动，细致入微，从而提高临终老人的生活质量，使其有尊严地走完人生最后一程。本次调查的养老机构安宁照护护士低、中度同情满足占比较高，而高度相对较少。这与 Young J. L. 的研究结果大体一致。养老机构安宁照护护士在工作中陪伴临终老人度过特殊的人生旅程，在给予他人温暖的过程中，体验到快乐与成就感，也能感悟到生命的意义。而低、中度同情满足水平可能与安宁照护的对象有关。护士即使尽心尽力照护临终老人，但他们的身体状况依旧每况愈下，生命逐渐消逝。另外有的临终老人可能意识丧失，或是重度阿尔茨海默病，照护过程中缺乏交流互动，难以体会到被需要和成就感。

专业生活品质的负性情绪即同情疲乏，包括倦怠和二次创伤，是指在工作中因共情反应失败，而产生的身心不适。倦怠表现为情感衰竭和成就感降低症状；二次创伤是产生与老人类似的悲伤及情绪障碍体验。本次调查的216名安宁照护护士中、高危倦怠发生率为92.6%；中、高危二次创伤发生率为68.5%。这与田梅梅的研究结果大致一致。说明养老机构安宁照护护士是同情疲乏的高危人群，应引起高度关注。护士在关心呵护临终老人的过程中，自身不断积累着共情压力，若未得到有效缓解或加上其他不良事件的刺激，便会产生情感耗竭、压抑、愤怒、无望感等负性情绪。这不仅对养老机构安宁照护护士身心产生伤害，也会降低照护工作效率，从而制约安宁照护工作的展开。

本研究的回归分析结果表明：工作负荷过重是二次创伤与倦怠的影响因素，可预测专业生活品质。工作负荷越重，则护士二次创伤与倦怠越严重。养老机构宁养区居住的都是生命大约只有6个月的老人，其身体各器官逐渐衰竭，生命脆弱。面对老人即将离世，临终老人家属心情沉重复杂。安宁照护为全人照护模式，不但要对老人进行全方位的整体护理，还需安抚和关心老人家属。护士照护工作内容繁杂，包含打针发药、压疮护理等技能操作，还承担着洗头、擦浴等大量的生活护理，以及心理疏导、满足老人心理需求，等等。长期照护过程中，护士与临终老人已经建立一定的感情，当老人离世时，极易产生悲痛。高负荷的工作运转，护士没有精力及时疏导悲伤与工作压力，容易出现身心倦怠，甚至二次创伤。因此，医养结合型养老机构应严格按照国家卫健委颁布的《安宁照护中心基本标准和管理规范（试行）》，保障安宁照护工作的相关机器设备齐全且运转正常，每10张床至少配备4名护士，并按照与护士1：3的比例配备安宁照护护理员。通过完善的人力物力保障，减轻护士的工作强度。同时，管理者应常态化组织护士进行安宁照护业务学习，不断提升其职业能力，增加工作热情与自信，以缓减工作压力。

团体心理辅导是通过在团体内运用适当的辅导策略与方法，促使护士通过观察、体验及分享等方式，充分调动自主性，调整和改善与他人在交往中的关系，增强适应能力的助人过程。本次调查结果表明，养老机构有开展团体心理辅导，安宁照护护士的同情满足水平相对较高，而二次创伤得分相对较低。这与李悦的研究结果相一致。对安宁照护护士进行团体心理辅导，引导其发表照护临终老人感悟，分享照护工作技巧与经验，可使护士感受到安宁照护工作的神圣使命与意义所在，不断提升照护能力。这都大大提升了安宁照护护士的工作满足感和成就感，同情满足水平相应得到提高。团体心理辅导形式多样，如采用游戏互动、角色扮演等形式，让安宁照护护士释放压力并宣泄负性情绪，学习新的工作生活态度，提高适应能力，降低二次创伤的发生。

从调查结果可知，不同最高学历组护士的二次创伤水平不同，中专学历护士得分最高。这可能与在校教育中，学历水平较低，其接受的心理健康相关课程较少有关。在面对安宁照护工作压力时，有可能不善于正确运用心理学知识进行自我心理情绪平衡调节。本次研究结果表明：已婚的安宁照护护士同情满足和二次创伤高于未婚护士；已婚、离异或丧偶护士倦怠高于未婚护士。可能与已婚护士相对年龄较大，经验生活阅历较未婚护士丰富，照护临终老人更得心应手，更易获得成就感。已婚护士大多有育儿和赡养老人经历，对临终老人的痛苦或离世，更能够感同身受，容易产生过度悲伤。已婚、离异或丧偶护士较未婚护士承担了更多的社会角色，需要更多的体力和精力去处理来自家庭和事业的诸多事务，因而容易产生倦怠。有研究表明，对从事安宁照护工作的护士进行业务培训，能帮助其树立正确的职业态度，利用系统化的专业知识技能更好地践行安宁照护工作。本研究结果也显示，接受过安宁照护相关知识培训的护士，更多采取积极正面的工作态度，结合专业知识和技能服务于临终老人，同情满足水平相对较高。国外学者认为，管理者对护士工作的认可，可以增加其工作成就感。养老机构安宁照护工作除需要得到管理者的认可，还需要临终老人及家属给予理解和支持，从而提高安宁照护护士的职业认同和同情满足水平。

心理弹性是一种积极心理状态，指当个人面对创伤、重大压力时，表现出适度的应对与适应。有学者认为，心理弹性得分越高，越能够体现出积极情绪，且个体更易从巨大的痛苦中得到恢复。本研究中，养老机构安宁照护护士心理弹性处于中等水平，且心理弹性得分越高，同情满足水平越高，而二次创伤和倦怠水平越低。这与 McCain R. S. 的研究结果一致。心理弹性是护士的一种心理保护因素。低心理弹性者可能缺少自我照护的能力，在持续性的创伤暴露后，产生倦怠，将临终老人或家属的悲伤内化吸收形成二次创伤。反之，高心理弹性的护士，在安宁照护工作中能及时调整心理状态，有效利用自身经验、家庭社会资源应对各种身心压力，帮助老人减轻其疾病的症状、延缓疾病的发展，尽量减少临终老人肉体上的疼痛和不适，有助于改善老人临终生活质量，帮助老人正视死亡、维护生命尊严。

我国现处于安宁照护的试点起步阶段，关注养老机构安宁照护护士的专业生活品质，维护其良好的身心健康水平，对于提升安宁照护质量和家属满意度有着积极的意义。本研究结果显示，养老机构安宁照护护士专业生活品质不容乐观，而且受到多种因素的影响。管理者应积极采取干预措施：一方面，开展团体心理辅导、心理弹性培训，提高护士积极应对能力；另一方面，通过安宁照护培训、提升护士学历水平，提高其业务能力，促进安宁照护专业发展。此外，应多肯定和认可护士的付出，关心护士工作家庭生活尤其是已婚护士，争取更多的社会支持。

### 1.4.2 安宁照护护士职业生活质量现状调查分析

安宁照护是控制临终者的痛苦和不适症状，为其提供身体、心理、精神等方面的照护，以提高生命终末期质量，使其舒适、安详、有尊严地走完人生最后的旅程。安宁照护由以往的以治愈为主的治疗转为以对症为主的照顾，护士是安宁照护实践多学科团队中的中坚力量。护士职业生活质量是指护士对护理职业的感受以及护理职业对护士的身心效应。高质量的职业生活可以使护士获得更高的物质、精神满足感，增强责任感，提高其工作效率和满意度，减少离职倾向，有利于提高临床护理质量。我国现处于安宁照护的起步阶段，2019 年湖南省长沙市、株洲市和益阳市被批准为第二批安宁照护试点城市。安宁照护护士职业生活质量状况直接关系安宁照护质量，对落实我国安宁照护政策有着重要的意义。然而，国内外对安宁照护护士职业生活质量的相关研究尚未见报道。本研究对安宁照护护士职业生活质量现状及影响因素进行了调查分析，以期为管理者后续的干预提供依据，为改善安宁照护质量提供新思路。

#### 1.4.2.1 对象与方法

2020年4—5月，采取便利抽样方法，对湖南省长沙市、株洲市、益阳市三地开设有安宁照护病房的护士进行问卷调查。纳入标准：从事安宁照护工作的注册护士；同意参加本调查。排除标准：不在岗护士，如离职、休产假等；脱离临床一线护士。

调查问卷一般资料：研究者根据调查的需要，自行设计的包括人口学资料和护士自我感受评价资料的一般资料问卷。人口学资料主要内容有年龄、性别、婚姻状况、生育情况、文化程度、职称、月薪；护士自我感受评价资料包括是否经历职场暴力、新闻媒体对护理工作的导向、护理工作的社会认可度、家人对护理工作的理解与支持、组织关怀。

护士职业生活质量量表（Quality of Nursing Work Life Scale，QNWLS）：由学者Brooks于2004年编制，我国学者黄慧根等经跨文化调试翻译为中文版，用于测评中国护士职业生活质量情况。汉化后的量表Cronbach's α系数为0.94，信度系数为0.90，具有良好的信效度。QNWLS由工作量（20个条目）、工作环境（10个条目）、工作家庭平衡（7个条目）和社会需求（5个条目），共计4个维度42个条目组成。采用Likert 6级计分法，从“很不同意”到“很同意”，分值为1～6分，其中反向题反向计分。量表总分范围为42～252分，其中42～112分为低水平，113～182分为中等水平，183～252分为高水平。得分越高，表示护士职业生活质量水平越高，工作满意度越高。

调查方法：某次省级安宁照护研讨会召开期间，在长沙、株洲和益阳地区学员中各单位选择协调员1名。调查前对协调员进行培训，调查中采用一致性语言进行解释和指导填写。本调查采用问卷星软件进行网上问卷调查，协调员通过微信向调查对象发放问卷，被调查安宁照护护士通过手机作答并提交。问卷星设置IP地址限制，确保每人只能填写一份问卷；答题不完整者不能提交。本次调查共发放并收回问卷285份，剔除相似的无效问卷共16份，最终获得有效问卷269份，有效回收率为94.39%。

统计学方法：采用SPSS 19.0软件对数据进行处理与分析，计量资料采用均数、标准差；计数资料采用频数、百分比进行统计描述。采用独立样本 $t$ 检验、单因素方差分析和多元线性回归对数据进行统计分析，$P<0.05$ 为差异有统计学意义。

#### 1.4.2.2 结　果

一般人口学资料：269 名护士，平均年龄为（34.02±6.31）岁，其中女性占 86.6%，男性占 13.4%；大专学历占 23.0%，本科及以上学历的占 77.0%；未婚的占28.3%，已婚的占 63.9%，离异/丧偶的占 7.8%；未生育的占 30.1%，育有一孩的占33.1%，育有二孩的占 36.8%；初级职称占 42.8%，中级职称占 48.0%，高级职称占9.2%；月薪低于 3500 元的占 24.2%，3500～6000 的占 61.3%，高于 6001 元的占14.5%。

269 名安宁照护护士的职业生活质量处于高等水平的为 114 名，占 42.4%，中等水平的 155 名，占 57.6%。

以一般社会学资料作为自变量，对安宁照护护士职业生活质量得分进行单因素分析。结果显示，不同年龄、性别、婚姻状况、生育情况、文化程度、职称、月薪、是否经历职场暴力、新闻媒体对护理工作的导向、护理工作的社会认可度、家人对护理工作的理解与支持、组织关怀对安宁照护护士职业生活质量得分有影响，差异均有统计学意义（$P<0.05$）。

以安宁照护护士职业生活质量得分为因变量，将一般社会学资料单因素有意义的变量纳入多元线性回归方程。结果 $F=13.589$，$P=0.000$，年龄、性别、文化程度、婚姻状态、是否经历职场暴力、新闻媒体对护理工作的导向、组织关怀是护士职业生活质量的影响因素，共解释了变异的 38.9%。

#### 1.4.2.3 结　论

本调查结果显示，安宁照护护士职业生活质量总得分为（179.15±17.47）分，处于中等水平，略高于赖敏华调查的 ICU 护士职业生活质量得分（161.15±21.56）分。分析原因可能与安宁照护不是以维持生命、治愈为目标，对急救护理和呼吸机等高精尖医疗器械使用压力相对较低有关。安宁照护通过为临终者提供全方位照护，使临终者有尊严、无痛苦地优逝，家属得到慰藉。这是一种助人行为，护士从中可体现自身职业价值。同时，聆听每个临终者的人生故事，护士都相当于进行了一次死亡教育，从而更加敬畏和珍惜生命。因而，安宁照护护士职业生活质量相对较高。但为了使临终者舒适和有尊严地离世，翻身、擦浴、更换床单等生活照护，对安宁照护护士体力消耗较大；加之，长期暴露于临终老人的身心痛苦、死亡、家属悲伤的负性情绪之中，极易产生过度的情感透支。因此，管理者需严格遵循国家安宁照护管理规范，采取护士与床位2：5、护士与护理员1：3的比例配备人力资源；提高护士安宁照护技能水平等方式减轻其体力消耗。另外还需多开展心理辅导，关心安宁照护护士心理状态。维护安宁照护护士良好的身心健康水平，对于提升其职业生活质量和安宁照护质量有着积极的意义。

从调查结果可知，没有经历过职场暴力、新闻媒体对护理工作积极正面报道、认为安宁照护工作得到社会认可的护士，职业生活质量得分较高。护理专业由于专科性较强，部分公民对护理职业认识不深入，稍有服务不周，或是起因于医疗体制和医疗资源短缺等其他事件，也可能牵扯到护士。护士时有遭受语言暴力或身体暴力，甚至发生伤医杀医事件。加上全媒体时代的到来，为了各方利益，个别媒体对医疗纠纷报道失范，使护患关系日趋紧张。安宁照护护士的工作涉及死亡，稍有不周，可能会导致家属的不满，甚至发生职场暴力，工作缺乏安全感。赖敏华等研究发现，ICU护士职业生活质量与社会支持呈正相关。社会对护理工作越理解、认可，护士感知的职业和自我价值越高，越能从工作中体会到成就感和满足感。为提高安宁照护护士职业生活质量，管理者需通过各种途径减少职场暴力的发生，引导媒体或利用自媒体正面积极报道安宁照护工作，多与临终者及其家属沟通，使其理解和认可安宁照护工作。

从本次研究结果可知，文化程度较高的护士，其职业生活质量反而较低。这与我国大部分医院使用功能制排班，对不同学历层次的护士工作内容没有区别，导致文化程度高的护士工作成就感相对较低有关。这也提示护理管理者应因人而异实施个性化管理，对高学历护士，应使其工作内容向科研倾斜，做好职业规划。安宁照护工作中，即使尽心尽力照护临终者，其身体状况依旧每况愈下，生命也会逐渐消逝。因而，对于年龄小于30岁，刚刚步入社会从事这一特殊工作的护士来说，其身心压力相对较严重，职业生活质量得分不高。已有研究结果表明，护士的工作家庭冲突越低，护理工作的精力和时间更充沛，职业生活质量就越高。这与本研究一致。30～39岁的护士，家庭生活中承担着养育儿女、照顾父母的重任；工作中大部分为中级职称，存在晋升职称压力。安宁照护工作任务繁重，经常加班，晚夜班轮转，陪伴家人的时间和精力有限，容易导致工作家庭冲突。因而其职业生活质量得分最低；40岁及以上的安宁照护护士子女年龄相对较大，照顾压力较小，工作家庭冲突相对较小，因而其职业生活质量得分较高。从调查结果可知，安宁照护护士感受到组织关怀，其职业生活质量得分较高。可能与组织关怀能够有效地激励护士的工作热情，提高其职业认同，从工作中获得满足感，从而提升其职业生活质量有关。工资待遇是员工工作的重要动力，也是其自我价值的外在体现。对从事安宁照护工作的一线护士，管理者可适当提高其薪资待遇；单位工会在生活中也应为其排忧解难。

安宁照护护士职业生活质量处于中等水平，急需提高。管理者应积极采取干预措施，一方面，在日常工作中为护士争取更多的家庭、组织和社会支持；另一方面，应根据护士的年龄、文化程度采取人性化管理，从而提高安宁照护护士的工作效率和满意度，提升其职业生活质量。

### 1.4.3 养老护理员安宁照护态度现状及影响因素分析

养老机构安宁照护主要是为高龄老化和疾病终末期临终老人提供身体、心理、精神和社会照护服务，缓减其不适症状，使其有尊严地离世，提高终末期生命质量，同时给予其家属安慰和支持，减少他们的悲伤反应。安宁照护是老年健康服务体系中的重要一环。我国人口老龄化日益严重，社会对安宁照护的需求日益增加，我国卫健委近几年也相继出台了相关政策，积极推广和鼓励医养结合型养老机构开展安宁照护。养老护理员是为临终老人实施临终生活和心理照料的主要执行者。因而，养老护理员的安宁照护态度，直接影响安宁照护质量和临终老年人的生命质量。本研究对医养结合型养老机构宁养区养老护理员安宁照护态度现状及影响因素进行了调查分析，为管理者后续的干预提供依据，为改善安宁照护质量提供新思路。

#### 1.4.3.1 对象与方法

本研究采取便利抽样方法，于2019年9—12月选取第二批国家安宁照护试点的湖南省长沙、株洲、益阳地区开设有安宁照护病房/床位的20家医养结合型养老机构养老护理员进行问卷调查。纳入标准：从事安宁照护工作1个月；知情同意本研究。排除标准：非安宁照护养老护理员；脱离安宁照护岗位时间大于1个月；不愿意配合本次调查。

一般社会学资料调查表：研究者自行设计，包括调查对象的年龄、性别、婚姻状况、文化程度、宗教信仰、工作薪酬、职业认同、组织关怀感、心理辅导、护理临终亲属经历、死亡教育、安宁照护培训等情况。

临终关怀态度量表（Frommelt Attitude Care of the Dying Scale，FATCODS）：该量表由美国佛罗梅尔特博士编制，国内学者孟召霞经跨文化调试翻译为中文版，用于测评照顾者对临终者及其家属的照护态度。量表的Cronbach'α系数为0.805。FATCODS包括照护临终者的积极态度和以临终者及其家属为中心的照顾意识，共2个维度30个条目。应用Likert 5级计分法，“非常不同意”计1分，

“不同意”计2分，“不确定”计3分，“同意”计4分，“非常同意”计5分，正向题目按1~5分计算分值，反向题目按5~1分计算分值，量表总分范围30~150分，得分越高说明照顾者的安宁照护态度越积极。

人际反应指针量表（Interpersonal Reactivity Index，IRI）：由美国学者Davis编制，我国台湾学者吴静吉经跨文化调试翻译为中文版，主要用于测试共情能力。该量表的Cronbach's α系数为0.711。IRI包括想象力、个人悲伤、观点采择和同情关注共4个维度22个条目。采用Likert 5级计分法，由“非常不恰当”至“很恰当”，分别计0~4分，其中10道反向计分题分别计4~0分。量表总分范围为0.00~88.00，得分越高说明共情能力越高。

调查方法：课题组成员参与2019年湖南省民政厅对全省养老机构进行的第三方评估，在展开本次调查之前，对调查人员进行相关培训，统一此项调查方法和标准。调查人员向宁养区养老护理员介绍调查目的，说明问卷填写方法及注意事项，取得调查对象知情同意后，现场发放问卷，要求匿名方式独立填写，并当场收回问卷。调查员对回收问卷及时进行复核，漏项和相似的问卷予以剔除。本次调查共发放并收回问卷以252份，最终获得有效问卷238份，有效回收率为94.44%。

统计学方法：采用SPSS 19.0软件对数据进行处理与分析，采用频数、百分比、均数、标准差、t检验、单因素方差分析、多元线性回归对数据进行统计分析，$P<0.05$为差异有统计学意义。

#### 1.4.3.2 结果

238名养老护理员年龄平均为（44.09±6.58）岁，均为女性；小学文化程度/文盲占28.2%，中学文化程度占60.5%，高中及以上文化程度占11.3%；未婚/离异/丧偶占26.9%，已婚占73.1%；对收入满意的占47.1%，不满意的占52.9%；有宗教信仰的占38.7%，无宗教信仰的占61.3%。

238名养老护理员安宁照护态度平均得分为（99.08±11.12）分，处于中等水平。

以一般社会学资料作为自变量，以安宁照护态度得分作为因变量进行单因素分析。结果显示，不同婚姻状况、有无宗教信仰、工作薪酬是否满意、护理临终亲属经历、组织关怀感、有无心理辅导、死亡教育和安宁照护培训对养老护理员安宁照护态度得分有影响，差异均有统计学意义（$P<0.05$）。

以安宁照护态度为因变量，将一般社会资料单因素有意义的变量及共情能力得分纳入多元线性回归方程，结果得出工资薪酬、组织关怀感、共情能力、有无进行心理辅导、死亡教育和安宁照护培训是养老护理员安宁照护态度的影响因素，共解释了变异的88.1%。

#### 1.4.3.3 结论

临终老人全身各系统处于极度衰竭状态，经常出现疼痛、恶心呕吐、大小便失禁等不适症状，清洁、排泄等基础生活护理几乎都需要他人代为完成。同时，由于身体未见好转而易产生较大心理、精神上的压力，对死亡存在恐惧感，这必然需要他人更多的陪伴与心理支持。因而，养老护理员对临终老人的陪伴、生活照护和心理安慰，对提高安宁照护质量，使老年人有尊严地离世具有重要作用。安宁照护态度是指养老护理员对安宁照护所持有的较稳定的内部心理倾向。养老护理员的安宁照护态度是其照护行为的重要预测因子。本次调查的238名养老护理员安宁照护态度平均得分为（99.08±11.12）分，处于中等水平，相比国内护士得分较低。这可能与我国养老护理员紧缺，入职门槛较低有关。目前，我国大多数养老机构的养老护理员是再就业人员和农村进城务工的中年人。虽然绝大部分养老护理员有照顾老人和养育儿女的生活经历，具备一定的照护能力，但总体文化水平较低，没有科学地认识死亡，安宁照护和死亡相关专业知识较护士欠缺。因此，为提高养老机构临终老人的终末期生命质量，稳定养老护理员队伍，在岗培训老年安宁照护基本理论和常用操作技能，引导其积极的安宁照护态度已迫在眉睫。

本研究结果显示，对工资薪酬满意的养老护理员，其安宁照护态度得分较不满意者高，差异有统计学意义。因养老护理员多为务工人员，为解决生存需要而择业。因此，工资薪酬成为养老护理员工作动力和工作态度的重要影响因素。在我国，大部分人认为死亡很晦气，不愿意接近。养老护理员需要克服这一传统观念，照护临终老人；为临终老人进行清洁护理、翻身等照护操作，由于老人配合度较差，消耗体力较大且所需时间较长；临终老人呕吐、大小便失禁、口腔气味较大，照护任务繁重；由于老人处于临终阶段，即使养老护理员精心照护，老人也不可避免地走向死亡，养老护理员心理压力较大。可见安宁照护工作强度大，身心消耗较大，如果工资薪酬与其不匹配，必然导致养老护理员工作态度消极怠慢，难以实现使临终老人舒适安详离世。目前，有的养老机构对养老护理员进行尸体料理有特殊的津贴，但安宁照护过程的工作也需要通过收入得到认可。

有研究表明，机构组织对养老护理员工作的认可、生活的关心，可以很好地激励其工作热情，减缓工作带来的负性情绪和心理压力，进而转化为良好的工作态度。本研究发现，感受到组织关怀的养老护理员安宁照护态度得分明显高于其他组。养老照护尤其是安宁照护，大多为临时工作，流动性比较大，工作不稳定。养老机构应按照法律规定与养老护理员签订劳动合同，与在编人员同工同酬，对其付出给予肯定。同时，可通过操作技能培训、合理排班和分配任务减轻其工作压力；切实关心养老护理员的生活，对其实际困难给予帮助，从而使养老护理员以更饱满的精神状态、更积极的态度投入安宁照护工作。

养老机构安宁照护的对象都是大约只有 6 个月生存期的生命脆弱老人。面对老人即将离世、临终老人家属对安宁照护工作要求较高，养老护理员生怕自己照护不够细致，导致老人病情恶化。加之，养老护理员与临终老人频繁接触，已经建立一定的感情基础，无助地看着老人走向死亡。这都会导致养老护理员过大的心理负荷，影响其照顾积极性和照顾意识。本研究结果表明，有进行心理辅导的养老护理员安宁照护态度得分较高。这可能与心理辅导能充分调动养老护理员自主性，调整和改善与他人在交往中的关系，增强适应能力，减轻安宁照护工作压力和负面情绪有关。

#### 1.4.3.4　死亡教育与安宁照护培训

死亡教育是一种特殊教育，让人们了解死亡是每个人必然经历的过程，正确对待生老病死问题。死亡教育可提升安宁照护者的工作态度，也可提高其安宁照护过程中的心理护理能力，减轻临终者的恐惧心理，有尊严地接受死亡。本研究结果也证实了该观点，接受过死亡教育的养老护理员安宁照护态度得分较高。安宁照护涉及医疗、护理、心理、伦理、法律等多学科的知识，需对临终老人进行全人照顾。本研究显示，未接受过安宁照护培训的养老护理员，安宁照护态度得分较低。受文化背景和专业知识的影响，养老护理员缺乏全面的、专业的、规范的安宁护理知识和技能。在没有任何理论和实践的指导下，凭经验开展安宁照护工作，给他们带来了极大的压力，影响他们的工作态度。加上，自古以来我国公民就很避讳“死”这个字眼，缺乏科学的态度对待临终，养老护理员对安宁照护技能的经验分享也相对较少，甚至存在恐惧心理。这都提示对养老护理员开展死亡教育、进行安宁照护知识技能继续教育培训很有必要。

共情是对别人处境的感同身受，并能进行换位思考的能力，是良好的人际沟通基础。本研究结果表明，养老护理员共情能力与安宁照护态度正相关，共情能力得分越高，其安宁照护态度越积极，越具有照护意识。安宁照护工作中，养老护理员除为临终老人提供基本生活照护外，还要对老人进行心理抚慰。具备共情能力的养老护理员往往能切身感受到临终老人及其家属的需要与苦恼，并在必要时用得体和尊重的方式向他人提供支持与帮助，这非常有助于提高安宁照护质量，使老年人善终，家属善别。虽然养老护理员大多为上有老下有小的中年人，更能够接受和理解老年人，易于产生感同身受。但共情能力是受多方面因素影响的，建议管理者开展形式多样的教育培训来培养养老护理员的共情能力，从而提高其安宁照护的积极态度。

我国现处于安宁照护的试点起步阶段，切实落实安宁照护政策和保证安宁照护质量显得尤为重要。本研究结果显示，养老护理员的安宁照护态度得分处于中等水平，有待提高，而且受到多种因素的影响。管理者应积极采取干预措施，提高养老护理员安宁照护态度。一方面，提高薪酬水平，解决其工作生活困难，使其工作相对稳定，提高归属感；另一方面，进行死亡教育与安宁照护培训，定期开展团体心理辅导，提高其共情能力。

## 1.4.4 安宁照护护士疼痛管理循证实践现状及影响因素分析

疼痛是临终者最为常见的不适症状，严重影响其生理—心理—社会功能。安宁照护是为临终者提供身体、心理、社会等全人照护，缓减其痛苦，使其舒适安宁、有尊严地离世，提高生命末期质量。只有在做好疼痛管理的前提下，后续的心理护理、灵性沟通和社会支持才具有意义。作为疼痛评估、疼痛干预和健康教育的护士，在控制临终者疼痛的安宁照护工作中发挥着举足轻重的作用。循证式疼痛管理实践（Evidence-Based Pain Management Practice，E-BPMP）是护士以最佳科研结论为基础，根据其安宁照护经验，结合临床实际情况，综合利用最优资源为临终者提供有针对性的最佳疼痛管理服务。临床工作中护士基于循证开展疼痛管理和干预，可有效缓解疼痛，提高护理满意度。本研究通过对安宁照护护士E-BPMP 水平的横断面调查，分析其疼痛管理循证实践现状与影响因素，为在安宁照护工作中有效开展循证式疼痛管理提供依据。

### 1.4.4.1 对象与方法

采用便利抽样法，于 2019 年 12 月选取第二批国家安宁照护试点地区中的湖南省长沙、株洲、益阳地区开设有安宁照护病房/床位的 26 家医院/医养结合型养老机构的 276 名安宁照护护士进行问卷调查。纳入标准：①从事安宁照护的注册执业护士；②本人知情同意，自愿参加本研究。排除标准：①其他专科注册执业护士；②不愿意配合调查者。

一般人口学及疼痛护理工作现状调查表：基于参考文献自行设计一般人口学及疼痛护理工作现状调查表。①一般人口学资料：年龄、性别、婚姻状况、最高学历、工作单位、护龄、职称、职务、工作压力情况；②疼痛护理工作现状：是否在处理临终者疼痛方面有较多经验、疼痛知识能否满足安宁照护工作需要、是否经常主动观察或询问临终者疼痛情况、在校是否有安宁照护学习经历、是否参加过疼痛护理培训、是否在学术期刊网络资源获取疼痛知识情况。

中文版卡尔森循证式疼痛管理先决条件量表（Carlson's E-BPMP Prior Conditions Instruments，CPCIs）：由美国学者 Cathy Carlson 编制，由秦颖等进行汉化，主要应用其评价循证式疼痛管理在护理工作的实践水平。中文 CPCIs 的 Cronbach's α 系数为0.859，具有良好的信效度。总量表包括4个分量表：既往实践（包括疼痛评估、干预及反馈，共3个维度11个条目）、创新（含领导力和依赖他人，共2个维度6个条目）、疼痛需求（6个条目）和社会系统属性（7个条目）。采用 Likert 5级计分法计分，“从未”计1分，“总是”计5分，得分越高代表该条目条件促进护士采取循证式疼痛管理的可能性越高。总得分对循证式疼痛管理的推动情况如下：0～1.49分说明非常阻碍推动，1.50～2.49分表示一定程度上阻碍推动，2.50～3.49表示可能促进也可能阻碍推动，3.50～4.49表示一定程度上促进推动，4.50～5.00表示非常促进推动。

调查方法：本调查采用网上问卷调查，即将调查问卷导入问卷星系统，通过网络向调查对象发放问卷，被调查安宁照护护士通过手机作答并提交。选择参与某次省级安宁照护研讨会的长沙、株洲和益阳地区学员，在每家单位选择协调员1名，对协调员进行统一培训。问卷由协调员统一发放，采用一致性语言进行解释和指导填写。问卷星设置IP地址限制，确保每人只能填写一份问卷；答题不完整者不能提交。问卷返回至平台后，进行二次人工筛选，剔除选项前后矛盾等无效问卷。本研究共发放282份问卷，其中276份为有效问卷，有效回收率为97.87%。

统计学方法：采用 SPSS 19.0 统计软件进行数据录入与分析。一般人口学资料、疼痛护理工作现状与 CPCIs 得分情况应用频数、构成比、均数、标准差描述等进行统计分析；CPCIs 得分组间比较采用独立样本 $t$ 检验，多组间比较采用单因素 ANOVA；运用多元线性回归进行 E-BPMP 多因素分析。检验水准 $\alpha=0.05$。

#### 1.4.4.2 结果

276名安宁照护护士均为女性；来自三级医院97人（35.14%），二级医院93人（33.70%），医养结合型养老机构86人（31.16%）；最高学历：中专33人（11.96%），大专108人（39.13%），本科及以上135人（48.91%）；经常主动观察或询问临终者疼痛情况的102人（36.96%），未经常主动观察或询问临终者疼痛情况的174人（63.04%）；参加过疼痛护理培训的154人（55.80%），未参加的122人（44.20%）；在校有安宁照护学习经历的48人（17.39%），没有专门学习但其他课程提及过的90人（32.61%），没有相关学习经历的138人

(50.00%)，其他一般社会学资料。

CPCIs 总均分为（3.05±0.49）分，得分最低的是社会系统属性量表，为（2.47±0.83）分，得分最高的是既往实践分量表，为（3.48±0.85）分。条目 8 得分最高，为（4.20±1.00）分；条目 19 得分最低，为（2.02±1.20）分。

对安宁照护护士一般人口学及疼痛护理工作现状与疼痛管理循证实践水平进行单因素分析，CPCIs 得分差异有统计学意义的因素包括：工作单位、最高学历、职称、工作压力、疼痛知识能满足安宁照护工作需要、经常主动观察或询问临终者疼痛情况、在校接受过安宁照护教育、参加过疼痛护理培训以及在学术期刊或网络资源获取疼痛知识（$P<0.05$）。

以安宁照护护士疼痛管理循证实践水平得分为因变量，以单因素分析有统计学意义的自变量进行多元线性回归分析。变量进入水平 $\alpha=0.05$，剔除水平 $\alpha=0.10$。结果显示，最后进入回归方程的是安宁照护护士的工作单位、职称、在校有安宁照护学习经历、参加过疼痛护理培训、经常主动观察或询问临终者疼痛情况，解释了 56.6% 的变异。

1.4.4.3 **讨论**

本研究结果显示，安宁照护护士 CPCIs 总得分为（3.05±0.49）分，可能促进也可能阻碍 E-BPMP 的推动，与 Eaton 的研究一致。这说明安宁照护护士的疼痛管理循证实践能力不够，急需引起重视。CPCIs 分量表得分由高到低顺序排列依次是既往实践、疼痛需求、创新和社会系统属性。既往实践反映安宁照护护士对疼痛评估、干预和反馈的自我评价。本研究中得分最高的是既往实践分量表，且其疼痛评估与干预维度的第 1、6、7、8 条目得分靠前，表明既往实践在一定程度上能促进E-BPMP的实施。这说明护理程序和“三查八对”制度在安宁病房得到了很好的落实，护理工作已经规范化。该量表的反馈维度第 9 和 10 条目得分靠后，出现当老人疼痛不能缓解时，医生查房时才发现或老人在医生查房时才主诉疼痛有无缓解的被动工作局面。可能与我国临床工作一直以医生为主导，护士习惯了被动执行医嘱有关。然而，安宁照护已由治愈为主的治疗转为对症处理的照护，临终者最需要的是控制疼痛，获得身体舒适、心理和社会支持。另外，我国疼痛管理模式已经从医生为主导的医护合作模式向以护士为主体的模式转变。因此，不论是安宁照护还是疼痛管理，护士的关键定位及重要性已日渐凸显。安宁照护护士需要改变护理理念，主动探寻最新最佳疼痛管理方法，为临终者提供最优服务。

疼痛需求为安宁照护护士评价自身或他人的疼痛管理满意度。本次调查安宁照护护士感知的疼痛需求得分为（3.20±0.50）分，条目16得分最高，表明安宁照护护士感知的疼痛需求可能促进也可能阻碍E-BPMP的推动。分析原因可能为护士对临终者不正确的疼痛管理观念。研究显示，有的护士认为疼痛是老化的一部分或疾病伴生的必然现象，是可以容忍的；有的则认为临终者处于生命末期，即使是“必要时给予镇痛药”的医嘱，未充分评估就执行。安宁照护护士对临终者疼痛不够重视和认知不足，导致E-BPMP水平较低，最终导致盲目乐观地估计临终者疼痛被控制或缓解，不能有效对临终者实施疼痛管理。

创新是指护士将新的方法、技术和工作模式引入和应用于工作中，以提高护理质量。本研究创新分量表得分为（2.80±0.75），可能促进也可能阻碍E-BPMP的推动，说明安宁照护护士缺乏创新意识和能力。其中条目19得分最低，显示出安宁照护护士在工作中多保持传统理念，循规蹈矩，被动执行医嘱，按标准执行护理干预的疼痛管理模式，不愿探索和接纳新鲜事物。随着社会的进步，护理学科也得到了日新月异的发展。护士作为安宁照护的主导力量，应当与时俱进对疼痛管理知识和护理技能进行更新，将最新循证知识应用于临床实践，对临终者采取有效的、个性化的疼痛管理，提升安宁照护服务质量。

社会系统属性指的是安宁照护护士所处的社会环境会对疼痛管理产生影响。本次调查社会系统属性得分为（2.47±0.83）分，表明目前安宁照护护士所处的系统在一定程度上阻碍其采取E-BPMP。条目25和28得分较低，说明还有护士过分担心药物止痛副作用，从而鼓励临终者忍痛。这与安宁照护理念以及人文关怀背道而驰。安宁照护是涉及临床医学、疼痛学、护理学、心理学、伦理学、社会工作等交叉学科的一门新兴专科。护士对临终者采取E-BPMP，需要医院系统的大力支持以及学科团队的紧密合作，并结合时下移动“互联网+”、个体化治疗等新的护理理念与管理模式。目前，大部分医院对护理科研所需的文献检索设备或资源不足，对护士实施循证护理实践支持力度和重视程度不够。另外，医院存在护士与病床比配置不合理，护士短缺现象。我国安宁照护多采用全人照护模式，体力透支较大，长期面对死亡处于负性环境中，心理精神压力大。从而，导致护士没有过多精力和时间采取E-BPMP来解决临终者的疼痛需求。

不同工作单位的安宁照护护士CPCIs得分差异具有统计学意义，工作单位为医院的护士得分较医养结合型养老机构高，三级医院护士得分较二级医院高。这说明，医院级别越高，疼痛管理体制越规范；在文献检索等方面资源配置更完善；对在岗护士的考核和院内培训较为严格、全面，对安宁照护岗位能力要求更高，有利于进行循证护理。这也说明三级医院护士更倾向于对临终者实施E-BPMP，医养结合型养老机构的安宁照护护士需要与医院工作的护士多交流学习。

本研究结果显示，职称越高，安宁照护护士的 CPCIs 得分越高。这可能与我国现行严格的护士职称晋升制度有关。护士要晋升职称，必须要有一定年限的临床护理工作经验，同时需要查阅和学习国内外最新临床护理新进展，撰写并发表论文。另外，医院给予高年资高职称护士外出参加培训学习的机会较低年资护士多。这都促使了较高职称安宁照护护士 E-BPMP 水平的提高。

由于受我国传统“孝文化”、伦理和政策经济的影响，安宁照护的发展较缓慢，疼痛护理与安宁照护教育培训相对落后。本次调查结果显示，50%的护士在校未接受过安宁照护教育，63.04%的护士未经常主动观察或询问临终者疼痛情况，44.20%的护士未参加过疼痛护理培训，且没有疼痛和安宁照护教育培训经历的护士 E-BPMP 水平相对较低。这说明护士有一定安宁照护和疼痛管理知识和技能，有主动关注临终者疼痛情况的意识，才能够在安宁照护临床工作中发现问题，并利用文献检索等方式了解国内外最新、最科学的疼痛管理，更有针对性地干预临终者的疼痛等不适症状，从而更有效地提高安宁照护护士的 E-BPMP 水平。

我国现处于安宁照护的试点起步阶段，控制临终者疼痛等不适症状，保证安宁照护质量尤为重要。本研究结果显示，安宁照护护士 E-BPMP 处于说服应用阶段，而且受到多种因素的影响。为提高安宁照护护士的 E-BPMP 水平，推进安宁照护和疼痛护理实践的发展，管理者应积极采取干预措施。一方面，医院管理者应当加强安宁照护护士疼痛教育培训，规范疼痛管理制度，加大对循证护理的支持力度，合理配置护理人力资源。另一方面，教育系统可以考虑将安宁照护与疼痛管理嵌入学历教育，拓展安宁照护与疼痛管理教育的内涵及外延；对在岗护士开展规范化、科学性、系统性和多种培训模式相结合的安宁照护和疼痛管理继续教育。另外，安宁照护护士应不断提升自身信息素养，更新疼痛管理观念，学会查找及运用最佳科学证据指导控制临终者疼痛的护理实践。

### 1.4.5 社会支持在养老机构老年人抑郁情绪与孤独感之间的中介作用

随着老年人口的快速增长，健康老龄化已成为社会关注的热点。老年人由于生理功能衰退，容易导致其日常行为能力、记忆力以及抵抗力下降，慢性疾病发生率较高，加之中国家庭模式的改变，极易出现孤独感、抑郁等心理情绪问题。既往也有较多研究认为，大多数老年人会出现不同程度的孤独感与抑郁情绪。孤独感是一种主观的社会隔离，能够减少社会交往，同时社会交往的减少会加重孤独感。有学者认为抑郁情绪与孤独感间具有共生性，但孤独感如何有效影响抑郁情绪，抑郁情绪与孤独感之间的中介变量有哪些，目前尚不清楚。Berkman 等认为，从社会心理刺激与人体心理健康之间关系的角度来看，社会支持是人们之间客观存在的或能够感知到的一种亲密关系，是一个人通过社会联系所获得的能减轻心理应激反应、缓解精神紧张状态、提高社会适应能力的影响。已有研究表明，社会支持能够影响老年人孤独感与抑郁情绪。老年人属于弱势群体，是社会支持的目标群体，本研究旨在通过路径分析方法探讨社会支持在养老机构老年人抑郁情绪与孤独感之间的中介作用，探索养老机构老年人社会支持对个人心理健康的影响机制，为推进机构养老事业发展提供理论支持。

#### 1.4.5.1 资料与方法

一般资料：随机选择2018年12月至2019年12月入住长沙两家公立养老机构的305例老年人作为调查对象。纳入标准：①年龄不小于60岁；②知情同意，自愿参加；③意识清楚，无语言障碍者。排除标准：①意识、认知、语言以及听力障碍者；②患有严重精神障碍者；③不愿参加本研究者。

调查工具：①一般资料：自行设计的一般资料调查表，主要包括性别、年龄、婚姻关系、文化程度、居住地等方面。②社会支持：采用社会支持评定量表(Social Support Rating Scale，SSRS)评估老人的社会支持度，该量表包括客观支持（3个条目）、主观支持（4个条目）、支持利用度（3个条目），共3个维度10个条目。总分为12~66分，得分越高说明得到的社会支持越多，支持度越好。该量表的Cronbach's α 系数为0.879。③抑郁情绪：采用心理状况剖面图（Profile of Mood States，POMS）情绪问卷调查表评估老人抑郁状况，该表包括紧张、抑郁、愤怒、精力、疲劳以及慌乱6个项目，每项目均采用0~4分评分，其中“0”至“4”分别对应“一点也不”至“非常的”，总得分范围在0~24分，分数越高表示老人的抑郁情绪越严重。该量表的Cronbach's α 系数为0.95，内容效度较好。④孤独感：采用加州大学洛杉矶分校孤独感问卷调查（UCLA Lonelines Scale）评估老人的孤独感，该量表共包含20个条目，其中有11个“孤独”的正序条目以及9个“非孤独”的反向条目。每条目评分按照1~4分评分，其中“1”至“4”分别对应“从来没有”至“一直这样”，总得分范围在0~80分，分数越高表示老人的孤独感水平越高。该量表信用度与效度较高，内部一致性系数为0.94，重测信度为0.73。

调查方法：本次研究调查员经过统一培训，并在调查过程中采用统一话语向研究对象或家属解释本次调查的目的、意义、填表要求，且填写好当场回收调查表，对于不能独立完成问卷的老人，由调查者口述问卷内容并根据其应答代为填写。本研究问卷共发放305份，收回305份，有效回收率100%。

统计学方法：采用Epidata 3.1软件录入数据，应用SPSS 23.0软件对数据进行统计分析。计数资料采用频数、百分比描述；计量资料采用均数、标准差描述；采用 $t$ 检验或单因素方差分析比较不同特征老年人抑郁情绪得分情况；采用 Pearson 相关分析老年人抑郁情绪与社会支持以及孤独感的相关性，采用 Mplus 7.4 软件进行路径分析，估算模型中的路径系数，并结合 Bootstrap 技术验证中介假设。$P<0.05$ 为差异有统计学意义。

#### 1.4.5.2 结果

本次调查的老年人中，女性有 160 例（52.46%），年龄 60～75 岁有 159 例（52.13%），有配偶 158 例（51.80%），高中至大专文化程度有 118 例（38.69%），居住地为农村有 210 例（68.95%）。

老年人抑郁情绪总得分为（19.32±2.43）分。其中女性的抑郁情绪得分高于男性；76～90 岁的抑郁情绪得分最高；无配偶的抑郁情绪得分最高；初中及以下文化程度的抑郁情绪得分最高；农村的抑郁情绪得分最高（$P<0.05$）。

经 Pearson 相关性分析显示：老年人抑郁情绪与社会支持总分及各维度得分均呈负相关（$r=-0.247$，$P<0.001$），但抑郁情绪与孤独感呈正相关（$r=0.324$，$P<0.001$）。

本次研究根据相关性分析结果将各变量作中心化处理，随后控制性别、婚姻状况、文化程度等一般资料影响。首先，考察孤独感对抑郁情绪的预测作用；随后，考察孤独感以及社会支持对抑郁情绪的预测作用；最后根据结果显示，孤独感能够预测抑郁情绪与社会支持。并进一步发现，在控制一般资料以及社会支持作用后，孤独感对抑郁状况的预测作用仍有效。采用 Bootstrap 方法检验中介作用，以抑郁情绪为因变量，一般资料作为控制变量，孤独感为自变量，社会支持为中介变量进行中介分析。结果表明：社会支持的 95% 置信区间均不包括 0，表明社会支持在孤独感和抑郁状况之间有着中介作用，孤独感能够直接影响老年人的抑郁情绪，也可以通过反向影响老年人的社会支持，间接影响抑郁情绪。该模型的总效应值为 0.607，其中社会支持作为中介变量的中介效应 $ab=-0.605x-0.474=0.2868$，占总效应的 47.3%，孤独感对抑郁情绪的直接效应为 0.320，占总效应的 52.7%。

#### 1.4.5.3 结论

孤独感是个人现有的关系程度比期望值小以及个人希望达到的亲密关系没有实现，同时也是一种不愉快的或不被认可的社会关系的体验。特别是当个体存在多虑和悲观等负性情绪时，往往可导致其体验更多的孤寂、失助等感受，这不仅损害其心理健康，严重时可危及生命，目前已经成为人们健康生活中的一个不可忽视的因素。本次调查结果显示孤独感得分为（60.58±10.12）分，说明老年人孤独感水平较高。可能由于老年人行动能力、听力等身体机能衰退，退休在家以及大部分老人独居等因素，其人际沟通交流能力和范围存在局限性，容易产生孤独感。近年来，由于我国老年人口激增，存在孤独感的老年人逐渐增多，甚至导致心理健康问题，亟待关注。

抑郁情绪严重影响老年人的生活质量，降低其幸福指数，甚至导致自残自杀，增加老年人死亡率。本研究抑郁情绪总得分为（19.32±2.43）分，可见老年人抑郁情绪比较严重，与张玉秀等对养老院老年人研究结果基本一致。同时本研究显示，女性的抑郁情绪得分高于男性，可能是由于女性老人心理波动大，人际交往空间不如男性；76～90 岁的抑郁情绪得分最高，可能是由于年龄越大老人身体机能越差，从而导致其社会活动较差，继而容易出现抑郁状况；无配偶的老人抑郁情绪得分最高，可能是由于没有配偶的陪伴与照顾，从而容易出现抑郁情绪；初中及以下文化程度的抑郁情绪得分最高，可能是由于文化程度较低的老人不容易接受现实，且无法面对疾病变化；居住地为农村的老年人的抑郁情绪得分最高，可能是由于大部分居住于农村的老年人接受教育程度较低。

社会支持主要是指个体从家庭、朋友等处获得物质以及精神支持。老年人作为弱势群体，良好的社会支持，有利于减轻其心理压力，提高其晚年生活质量，对其健康有着积极的影响。本次调查的社会支持度得分为（37.28±8.76）分，说明老年人体验或感受到的来自社会的支持程度较低。

Pearson 相关性分析显示，老年人抑郁情绪与社会支持总分及各维度得分均呈负相关，与孤独感呈正相关。表示孤独感越低、社会支持度越高，且老年人的抑郁情绪越低。与姚若松等、薛莹等的研究结果基本一致。同时也有研究显示，87.80% 的社区老人感觉到孤单，且伴有孤独感老年人抑郁症状明显更加严重。

路径分析结果表明，孤独感（自变量）、社会支持（中介变量）和抑郁情绪（因变量）之间均两两相关符合中介效应的基本条件，Bias-Corrected Bootstrap 中介效应检验发现，社会支持在孤独感与抑郁情绪关系中存在显著的中介效应（占总效应的 20%）。孤独感能够直接影响老年人抑郁情绪，也可以通过反向影响老年人的社会支持，间接影响抑郁情绪，总效应值为 0.607。分析其原因可能是由于子女逐渐独立，老年人体力渐衰，行动不便，远离社会生活，与亲朋好友的往来频率下降，信息交流不畅，多种因素的影响下导致其孤独感增加，继而诱发抑郁情绪。一旦出现抑郁情绪，可导致其各方面的活动积极性与主动性降低，从而使人际交往减少，继而得不到相应的社会与情感支持，同时也使老年人的孤独感、抑郁情绪更加严重。另一方面，根据马斯洛的需求层次理论和 Havighurst 的活跃理论，社会支持可以使老年人的主导活动和社会角色发生改变，使他们获得社交需要和尊重需要的满足。蔡雪晴等的研究结果显示，开展心理互助的小组工作能帮助老年人更好地适应新的生活环境，处理好人际关系，促进老年人在面对疾病时相互间的心理支持和日常生活中的互助互爱，使老年人身心愉快，扩大他们的社交领域，降低其孤独感，从而使他们的老年生活更加丰富多彩，能有效缓解老年人的抑郁情绪。

综上所述，社会支持在抑郁情绪与孤独感中具有中介作用，因此养老机构可通过降低老年人的社交孤独与情绪孤独的体验，增加老年人的社会支持，从而改善老年人的抑郁状况。

## 1.5 主要研究内容

本书的组织结构如下。

第 1 章 绪论。讨论了本课题的研究意义、前期临终关怀相关研究成果和研究的创新性。

第 2 章 生活照护。分析了临终老年人的身体变化，根据其身体变化，采取相应的照护措施，以促进其舒适度，提高其终末期生命质量为目标，从临终老人生活的衣食住行，在安宁照护的环境布置、清洁照护、睡眠照护、饮食照护、排泄照护等方面提出切实可行的实践操作方法。

第 3 章 基础护理。对临终老人常见疼痛症状进行分类，分析其对机体的影响，提出疼痛评估、疼痛控制和疼痛照护实践操作方法，提高临终老人终末期生命质量。压疮是长期卧床临终老人常见并发症，分析临终老人压疮危险因素、好发部位，提出压疮评估、预防、治疗和照护措施，使临终老人舒适、有尊严地离世。发热、呼吸困难、吞咽困难、恶心呕吐、便秘、腹泻、大小便失禁、肠胀气、尿潴留、水肿、睡眠障碍和意识障碍等是临终老人常见病情变化，通过分析其原因，提出各项病情观察和照护方法，最大限度减轻临终老人不适。尸体护理是对老人的尊重和对家属的慰藉，通过分析尸体变化，提出尸体护理方法。

第 4 章 心理照护与社会支持。探析死亡教育发展、意义和原则，提出了死亡教育的内容、教育方式。探析了生前预嘱、遗嘱和老年人对死亡的态度和认识。分析了临终老人角色适应不良等常见心理反应，提出了心理关怀和心理治疗方法。探讨了我国临终关怀社会支持网络，提出了志愿者和社会工作临终照护的方法和技巧。

## 1.6 研究的创新性

本研究的创新性主要表现在如下两个方面。

（1）理论创新：本书是根据我国国情撰写的老年人安宁照护著作，丰富了老年人健康管理照护系统，对进一步培养安宁照护人才，进行了理论探索。

（2）实践创新：探索了老年人安宁照护的理论基础及操作方法，为安宁照护在养老机构的落实，提供有效举措和可行路径。

# 第2章

# 生活照护

临终老年人，身体各器官开始衰竭：胃肠蠕动逐渐减弱、排泄功能紊乱、睡眠紊乱、不同程度的意识障碍、肌张力逐渐丧失。常出现吞咽困难，大小便失禁，肢体瘫软、被动体位，生活自理能力逐渐丧失。为促进临终老年人舒适、维护其自尊，采取合适的生活照护是重要措施之一。

## 2.1 照护环境

安置临终老年人于单间或其熟悉的房间。室内清洁、安静、光线充足、温湿度适宜、空气新鲜、避免噪音，让老年人安静舒适地休息。

### 2.1.1 居室布局

（1）居室布置整洁和谐：床单、床罩、窗帘、门帘、枕套、沙发巾、桌布、壁挂、老照片等色彩的整体和谐；适当种植一些绿色植物，既能净化室内空气，也令人赏心悦目；花前摆放一个躺椅或藤椅更为实用，效果也会更好。

（2）居室光线要明亮柔和：要让老年人能看清楚家具和物品。老年人居室家具色彩要根据老年人特点做出选择。避免选择方正见棱的家具。

（3）老年人的床铺应安全、牢固、固定、高矮适宜，床垫软硬适中，左右均不靠墙，这样既能方便老年人上下床，也能方便护理员照顾老人和整理床铺。

（4）增加卫生间坐便器高度，或准备坐便椅、便盆。

（5）居住地面注意防滑：为老年人装修卧室，应采用硬木地板或有弹性的塑胶地板，公共场所使用反光度低、花色素净、易于清洁的防滑地面砖。

（6）加强隔音避免嘈杂：门窗、墙壁的隔音效果要好，不要受到外界噪音的影响。

（7）室内温度冬季以18～22℃为宜，夏季以26～30℃为宜，相对湿度以50%～60%为宜。

## 2.1.2　居室整理操作

保持临终老年人居室干净整洁：每日早晚各通风半小时，每日早晚各更换床单一次，有污染随时更换干净床单被套，见表2.1和表2.2。

表2.1　整理临终老人床单位操作流程

| 内容 | | 操作步骤 |
|---|---|---|
| 操作前准备 | 环境准备 | 环境整洁 |
| | 护理员准备 | 服装整洁，洗净双手 |
| | 物品准备 | 扫床车1辆、床刷1把、刷套数个、脸盆2个（分别盛装洁净、污染的刷套） |
| 操作过程 | 折叠棉被 | 1. 将物品放置于扫床车上，推车进入老年人居室。<br>2. 将棉被折叠成方块状，放置在床旁椅子上，将枕头放在棉被上 |
| | 整理床单 | 1. 将一侧床头部位床单反折于床褥下压紧。<br>2. 将床尾部床单抻平反折于床褥下。同样方法铺好床单另一侧，使床单平整、紧绷于床褥上 |
| | 清扫床铺 | 取床刷套好刷套。从床头纵向扫床至床尾，每扫一刷要重叠上一刷的1/3，避免遗漏 |
| | 整理 | 1. 撤下刷套，放在另一脸盆中。<br>2. 整理枕头至蓬松放置在床头，枕套开口应背门，棉被放置于床尾 |
| 注意事项 | | 1. 护理员扫床需戴口罩。<br>2. 床套在使用时每床一只，不可重复使用。<br>3. 床套使用后应用含氯消毒剂浸泡30分钟，清洗晾干备用 |

**表 2.2 为临终老年人更换被服操作流程**

| 内容 | | 操作步骤 |
| --- | --- | --- |
| 操作前准备 | 环境准备 | 环境整洁、温湿度适宜。关闭门窗，必要时遮挡屏风 |
| | 护理员准备 | 服装整洁，洗净双手，戴帽子、口罩 |
| | 老年人准备 | 老年人平卧于床上，盖好被子 |
| | 物品准备 | 扫床车 1 辆、床刷 1 把、刷套数个、脸盆 2 个（分别盛装洁净、污染的刷套），清洁床单、被罩、枕套数个 |
| 操作过程 | 沟通 | 备齐用物推车进入老年人居室；向老年人解释，取得配合，关闭门窗 |
| | 更换床单 | 1. 将物品按由上至下（床单、被罩、枕套）使用顺序码放在床尾椅子上。<br>2. 移枕于对侧，协助老人向对侧翻身。<br>3. 松开近侧床单，将脏床单向上卷起塞于老人身下，用床刷从床头至床尾扫净床垫。<br>4. 将清洁床单纵向中线与床中线对齐展开，对侧床单向下卷入老人身下，铺好近侧床单。<br>5. 移枕于近侧，扶助老年人向近侧翻身，必要时拉好床挡。<br>6. 转至对侧，松床单，将脏床单从床头、床尾向中间卷起放入床尾污物架或污物袋内。从床头到床尾清扫净褥垫上的渣屑，撤下刷套，放在另一脸盆中。<br>7. 从老人身下拉平床单并塞在床垫下铺好 |
| | 更换被罩 | 1. 在床右侧，展开老年人身上棉被被套，将棉胎按“S”形折叠拿至床尾，被罩仍覆盖在老年人身体上。<br>2. 将清洁被罩正面平铺在污被罩上，被罩中线对准床中线。打开清洁被罩被尾开口端，套棉胎，对好上端两角，在被罩内将棉胎向两侧展开。<br>3. 从床头向床尾方向翻卷撤出污被罩，放在污衣袋内。<br>4. 棉被纵向两侧分别内折（成被筒），被尾向内反折至整齐 |
| | 更换枕套 | 1. 一手托起老年人头部，另一手取出枕头，将污枕套放在污衣袋内。<br>2. 在床尾部取清洁枕套反转内面朝外，更换枕套。<br>3. 将枕头从老年人胸前放至左侧头部旁边，护理员右手托起老年人头部，左手将枕头拉至老年人头下适宜位置，枕头开口背门 |
| | 整理用物 | 开窗通风，护理员洗净双手，将更换下的被服统一洗涤、消毒。使用过的床套集中使用含氯消毒剂浸泡 30 分钟，清洗晾干备用 |

表 2.2(续)

| 内容 | 操作步骤 |
| --- | --- |
| 注意事项 | 1. 协助老年人翻身侧卧时,应注意老年人安全,防止发生坠床。必要时使用床挡。<br>2. 扫床时,每扫一刷要重叠上一刷的 1/3,避免遗漏渣屑。<br>3. 一床一刷套,不可重复交叉使用。<br>4. 更换被罩时,避免遮住老年人口鼻。<br>5. 将棉胎装入被罩内,被头部分应充实,不可有虚沿。<br>6. 套好的枕头应四角充实,枕套开口背门。<br>7. 操作动作轻稳,不要过多暴露老年人身体,以免受凉 |

# 2.2 清洁照护

通过清洁照护，可以使临终老年人身体舒适、心情愉悦，维系自尊。

## 2.2.1 仪容仪表

仪容仪表的相关操作见表 2.3 ~ 表 2.5。

表 2.3 为临终老年人晨间梳洗操作流程

| 内容 | | 操作步骤 |
| --- | --- | --- |
| 操作前准备 | 环境准备 | 室内环境清洁,温湿度适宜。关闭门窗,必要时遮挡屏风 |
| | 护理员准备 | 服装整洁,洗净双手 |
| | 物品准备 | 脸盆(内盛 1/2 盆的 40℃的温水)1 个、毛巾 1 条、香皂 1 块、润肤油 1 盒、梳子 1 把、床旁椅子 1 把 |
| 操作过程 | 沟通 | 1. 向老年人解释,以取得合作。备齐用物,携用物至床旁。<br>2. 老年人取坐位或卧位 |
| | 协助洗脸 | 1. 将毛巾围在老年人胸前。<br>2. 一手扶住老年人肩部,一手用清水将老年人面部打湿并涂擦香皂,反复多次用清水将老年人面部皂液洗净。<br>3. 取毛巾擦干面部 |
| | 协助洗手 | 1. 护理员牵拉老年人一只手臂于水盆上,用水打湿,涂擦香皂,反复多次用水将老年人手臂皂液洗净并擦干。<br>2. 在面部及双手涂擦润肤油 |

表 2.3（续）

<table>
<tr><th colspan="2">内容</th><th>操作步骤</th></tr>
<tr><td rowspan="3"></td><td>清洁口腔</td><td>1. 在牙刷上挤好牙膏，水杯中盛清水 2/3 满，递给老年人水杯及牙刷。<br>2. 叮嘱老年人身体前倾，先饮一小口水漱口，湿润口腔，再进行刷牙。<br>3. 上下齿咬合，采用竖刷法刷洗牙齿外侧面。<br>4. 张开口腔，上牙从上向下刷，下牙从下向上刷，刷洗牙齿内侧面；螺旋形刷洗牙齿咬合面。<br>5. 还可用刷毛轻轻按摩牙龈，刷牙时间不少于 3 分钟。刷牙完毕，含水再次漱口。用毛巾擦净老年人口角水痕</td></tr>
<tr><td>协助梳头</td><td>1. 梳发时将毛巾围于老年人肩上（坐位时）或将毛巾铺在枕巾上（卧位时），左手压住发根，右手梳理头发至整齐，头发较长不易梳理时，可分段梳理，先梳理靠近发梢的一段。<br>2. 梳理通顺后，再从发根梳理至发梢。梳完后撤下毛巾</td></tr>
<tr><td>整理用物</td><td>整理床单位，倾倒污水，抖落毛巾上的头屑及脱落的头发，清洗毛巾，晾干备用</td></tr>
<tr><td colspan="2">注意事项</td><td>1. 水温不可过热，以防烫伤。<br>2. 脸盆摆放平稳，避免打湿被褥和衣物。<br>3. 梳理动作要轻稳，不可以强拉硬拽。<br>4. 头发缠绕成团不易梳通时，可蘸水或涂抹少量白酒湿润后再小心梳理。<br>5. 头发较长者可分段梳理，先梳理靠近发梢的一段，梳通后，再由发根部分梳理至发梢</td></tr>
</table>

表 2.4　为临终老年人修剪指（趾）甲操作流程

<table>
<tr><th colspan="2">内容</th><th>操作步骤</th></tr>
<tr><td rowspan="4">操作前准备</td><td>环境准备</td><td>环境整洁，温湿度适宜</td></tr>
<tr><td>护理员准备</td><td>衣着整齐，洗净双手</td></tr>
<tr><td>老年人准备</td><td>老年人取坐位或卧位</td></tr>
<tr><td>物品准备</td><td>指甲刀、纸巾</td></tr>
<tr><td rowspan="2">操作过程</td><td>沟通</td><td>向老年人解释，以取得合作</td></tr>
<tr><td>修剪指（趾）甲</td><td>1. 在老年人手（或足）下铺垫纸巾。<br>2. 左手握住老年人一只手（或足）的手指（脚趾），右手持指甲刀（弧形），修剪指甲长度与指端平齐或稍短一些为宜。<br>3. 逐一修剪，手指圆剪，脚趾平剪</td></tr>
</table>

表2.4（续）

| 内容 | | 操作步骤 |
|---|---|---|
| | 锉平指(趾)甲边缘 | 用指甲锉逐一修理锉平指(趾)甲边缘毛刺 |
| | 整理用物 | 用纸巾包裹指(趾)甲碎屑并丢入垃圾桶内,整理床铺 |
| 注意事项 | | 1. 老年人沐浴后指(趾)甲较软,便于修剪。<br>2. 日常修剪指(趾)甲,遇老年人指(趾)甲较硬时,可用温热毛巾包裹片刻,再进行修剪。<br>3. 修剪指(趾)甲时,要避免损伤皮肤。<br>4. 修剪完毕的指(趾)甲边缘要光滑,不可有毛刺 |

表2.5 为临终男性老人剃须操作流程

| 内容 | | 操作步骤 |
|---|---|---|
| 操作前准备 | 环境准备 | 环境整洁,温湿度适宜 |
| | 护理员准备 | 衣着整齐,洗净双手 |
| | 老年人准备 | 老年人取坐位或卧位 |
| | 物品准备 | 电动剃须刀、毛巾、润肤油 |
| 操作过程 | 沟通 | 向老年人解释,以取得合作 |
| | 剃须 | 1. 在老年男性晨起清洁面部后进行剃须。<br>2. 一手绷紧皮肤,一手打开电动剃须刀开关,以从左至右、从上到下的顺序剃须,剃须完毕,用毛巾擦拭剃须部位,检查是否刮净,有无遗漏部位。<br>3. 涂擦润肤油 |
| | 整理用物 | 用物放回原处,清洗毛巾,晾干备用 |

### 2.2.2 头发护理

为临终老年人进行头发的清洁和日常精心梳理，可以使其舒适，从形象到心理产生积极向上的作用，具体操作见表2.6和表2.7。

**表 2.6 为临终老年人坐位洗发操作流程**

| 内容 | | 操作步骤 |
| --- | --- | --- |
| 操作前准备 | 环境准备 | 室内环境清洁,温湿度适宜。关闭门窗,必要时遮挡屏风 |
| | 护理员准备 | 服装整洁,洗净双手 |
| | 老年人准备 | 老年人坐在椅子上 |
| | 物品准备 | 毛巾 1 条、洗发液 1 瓶、梳子 1 把、脸盆 1 个、水壶 1 个(盛装 40 ~ 45℃温水)、方凳 1 个。必要时备吹风机 1 个 |
| 操作过程 | 沟通 | 向老年人解释,以取得合作;携用物至老年人床旁 |
| | 摆放体位 | 老年人取坐位,颈肩围上毛巾,面前方凳上放置脸盆,叮嘱并协助老年人双手扶稳盆沿,低头闭眼,头部位于脸盆上方 |
| | 协助洗发 | 1. 护理员一手持水壶缓慢倾倒,另一手揉搓头发至全部淋湿。<br>2. 头发上涂擦洗发液,双手指腹揉搓头发、按摩头皮(力量适中,揉搓方向由发际向头顶部)。<br>3. 操作中观察并询问老年人有无不适。<br>4. 一手持水壶缓慢倾倒,另一手揉搓头发至洗发液全部冲洗干净 |
| | 擦干头发 | 取颈肩部毛巾擦干面部及头发,必要时用吹风机吹干头发,将头发梳理整齐 |
| | 整理用物 | 协助老年人上床休息,清理用品 |
| 注意事项 | | 1. 洗发过程中,观察并询问老年人有无不适,以便及时调整操作方法。<br>2. 注意室温、水温变化,及时擦干头发,防止老年人着凉。<br>3. 洗发操作轻快,减少老年人的不适和疲劳 |

**表 2.7 为临终老年人床上洗发操作流程**

| 内容 | | 操作步骤 |
| --- | --- | --- |
| 操作前准备 | 环境准备 | 室内环境清洁,温湿度适宜。关闭门窗,必要时遮挡屏风 |
| | 护理员准备 | 服装整洁,洗净双手 |
| | 老年人准备 | 老年人平卧于床上 |
| | 物品准备 | 洗头器 1 个、毛巾 1 条、洗发液 1 瓶、梳子 1 把、脸盆 1 个、暖瓶 1 个、水壶或水杯 1 个(盛装 40 ~ 45℃温水)、污水桶 1 个。必要时备吹风机 1 个 |

表2.7（续）

| 内容 | | 操作步骤 |
|---|---|---|
| 操作过程 | 沟通 | 评估老年人身体状况、疾病情况，是否适宜床上洗头。向老年人解释，询问老年人是否需要便器，以取得合作。备齐用物，携带用物至床旁 |
| | 放置洗发器 | 1. 一手托起老年人头部，另一只手撤去枕头，放置简易洗头器，使老年人脖颈枕于简易洗头器凹槽上，洗头器排水管下接污水桶。<br>2. 在颈肩部围上毛巾 |
| | 床上洗发 | 1. 护理员一手持水壶缓慢倾倒，另一手揉搓头发至全部淋湿。<br>2. 头发上涂擦洗发液，双手指腹揉搓头发、按摩头皮（力量适中，揉搓方向由发际向头顶部）。<br>3. 操作中观察并询问老年人有无不适。<br>4. 一手持水壶缓慢倾倒，另一手揉搓头发至洗发液全部冲洗干净 |
| | 擦干头发 | 1. 取颈肩部毛巾擦干老人面部水痕，再用毛巾包裹头部，撤去简易洗头器，充分擦干头发，垫好枕头。<br>2. 必要时用吹风机吹干头发，将头发梳理整齐 |
| | 整理用物 | 整理床铺，倾倒污水，用物放回原处备用 |
| 注意事项 | | 1. 洗发过程中，观察并询问老年人有无不适，以便及时调整操作方法。<br>2. 注意室温、水温变化，及时擦干头发，防止老年人着凉。<br>3. 洗发操作轻快，减少老年人的不适和疲劳。<br>4. 防止水流入眼、耳内或打湿被服。如果打湿，及时更换 |

## 2.2.3 口腔清洁

口腔的清洁可以使临终老年人感觉舒适，同时可以减少口腔内局部炎症、溃疡、口臭及其他并发症，具体操作方法见表2.8～表2.13。

表2.8 协助临终老年人漱口操作流程

| 内容 | | 操作步骤 |
|---|---|---|
| 操作前准备 | 环境准备 | 环境整洁，温湿度适宜 |
| | 护理员准备 | 服装整洁，洗净双手 |
| | 老年人准备 | 老年人平卧于床上 |
| | 物品准备 | 水杯1个、吸管1根、弯盘或小碗1个、毛巾1条，必要时备润唇油1支 |

表 2.8（续）

| 内容 | | 操作步骤 |
|---|---|---|
| 操作过程 | 沟通 | 向老人解释，语言表述自然、内容贴切 |
| | 摆放体位 | 1. 协助老人取侧卧位，抬高头胸部；或半坐卧位，头面部侧向护理员。<br>2. 将毛巾铺在老年人颌下及胸前部位，避免水渍打湿枕巾、被褥。<br>3. 将弯盘或小碗置于口角旁 |
| | 协助漱口 | 1. 水杯内盛接清水 2/3 满，递到老年人口角旁，直接含饮或用吸管吸引漱口水至口腔后闭紧双唇，用一定力量鼓动颊部，使漱口水在牙缝内外来回流动冲刷。<br>2. 倾吐漱口水至口角边的弯盘或小碗中。<br>3. 反复多次直至口腔清爽。<br>4. 用毛巾擦干口角水痕。<br>5. 必要时涂擦润唇油 |
| | 整理用物 | 整理床单位，清理用物，放回原处 |
| 注意事项 | | 1. 每次含漱口水的量不可过多，避免发生呛咳或误吸。<br>2. 卧床老年人漱口时，口角边垫好毛巾避免打湿被服 |

表 2.9　协助临终老年人刷牙操作流程

| 内容 | | 操作步骤 |
|---|---|---|
| 操作前准备 | 环境准备 | 室内环境清洁，温湿度适宜 |
| | 护理员准备 | 服装整洁，洗净双手 |
| | 老年人准备 | 老年人平卧于床上 |
| | 物品准备 | 牙刷 1 把、牙膏 1 支、漱口杯 1 个、毛巾 1 条、橡胶单（或塑料布）1 块、脸盆 1 个，必要时备润唇油 1 支 |
| 操作过程 | 沟通 | 携用物至床旁，向老人解释，取得合作，语言表述自然、内容贴切 |
| | 摆放体位 | 协助老年人取坐位，将橡胶单铺在老年人面前，放稳脸盆 |
| | 指导刷牙 | 1. 在牙刷上挤好牙膏，水杯中盛清水 2/3 满。<br>2. 递给老年人水杯及牙刷，叮嘱老年人身体前倾，先饮一小口水漱口，湿润口腔。<br>3. 刷牙时嘱老年人上下牙齿咬合，采用竖刷法刷洗牙齿外侧面。<br>4. 张开口腔，上牙从上向下刷，下牙从下向上刷，刷洗牙齿内侧面；螺旋形刷洗牙齿咬合面。<br>5. 可用刷毛轻轻按摩牙龈，刷牙时间不少于 3 分钟。<br>6. 用清水彻底漱净口腔，用干毛巾擦干口唇及周围水迹 |
| | 整理用物 | 1. 撤去用物，根据老年人需要保持坐位或变换其他体位。<br>2. 视情况涂润唇膏以避免口唇干裂 |

表 2.9（续）

| 内容 | 操作步骤 |
| --- | --- |
| 注意事项 | 1. 脸盆放稳，避免打湿床铺。<br>2. 刷牙时叮嘱老年人动作轻柔，以免损伤牙龈 |

表 2.10　使用棉棒擦拭清洁临终老人口腔操作流程

| 内容 | | 操作步骤 |
| --- | --- | --- |
| 操作前准备 | 环境准备 | 室内环境清洁，温湿度适宜 |
| | 护理员准备 | 服装整洁，洗净并温暖双手。必要时戴口罩 |
| | 老年人准备 | 老年人平卧于床上 |
| | 物品准备 | 漱口杯1个、大棉棒1包、毛巾1条、污物碗1个，必要时备润唇油1支 |
| 操作过程 | 沟通 | 向老人解释，取得合作，语言表述自然、内容贴切 |
| | 摆放体位 | 携用物至床旁，协助老年人取卧位或平卧位，头偏向一侧（朝向护理员），毛巾铺在老年人颌下及胸前，污物碗置于枕边 |
| | 擦拭口腔 | 1. 每次取一根棉棒蘸适量漱口水擦拭口腔一个部位，首先擦拭湿润口唇。<br>2. 叮嘱老年人牙齿咬合，擦拭牙齿外侧面（由内而外纵向擦拭至门齿）。<br>3. 叮嘱老年人张开口腔，分别擦拭牙齿各内侧面、咬合面。<br>4. 轻轻按压牙龈，分别擦拭两侧颊部。<br>5. 逐步擦拭上腭、舌面、舌下。<br>6. 叮嘱老年人再次张口，检查口腔是否擦拭干净。<br>7. 用毛巾擦净老年人口角水痕 |
| | 整理用物 | 撤去用物，整理床单位，必要时口唇涂擦润唇油 |
| 注意事项 | | 1. 棉棒蘸水后在杯壁上轻轻挤压，以免与牙齿接触后，漱口水挤出流入气管引起呛咳。<br>2. 一个棉棒只可使用一次，不可反复蘸取漱口水使用。<br>3. 擦拭上腭及舌面时，位置不可以太靠近咽部，以免引起恶心、不适 |

表 2.11　为临终老年人摘戴义齿操作流程

| 内容 | | 操作步骤 |
| --- | --- | --- |
| 操作前准备 | 环境准备 | 室内环境清洁，温湿度适宜。关闭门窗，必要时遮挡屏风 |
| | 护理员准备 | 服装整洁，洗净并温暖双手。必要时戴口罩 |
| | 老年人准备 | 老年人取坐位或卧位 |
| | 物品准备 | 口杯1个、纱布数块 |

表 2.11 (续)

| 内容 | | 操作步骤 |
|---|---|---|
| 操作过程 | 沟通 | 向老年人解释,以取得合作 |
| | 摘取义齿 | 1. 叮嘱老年人张口,一手垫纱布轻轻拉动义齿基托将义齿取下,上牙轻轻向外下方拉动,下牙轻轻向外上方拉动。上下牙均为义齿的,先摘取上方,再摘取下方。<br>2. 清洗义齿后将其放于清洁冷水杯中存放 |
| | 佩戴义齿 | 1. 将盛装义齿的水杯在流动自来水下冲洗后,放于老年人床头桌上。<br>2. 叮嘱老年人张口,一手垫纱布取义齿,轻轻上推义齿基托将义齿戴上。<br>3. 叮嘱老年人上下齿轻轻咬合数次,使义齿与牙组织完全吻合 |
| 注意事项 | | 1. 对意识不清的老年人应将义齿取下,刷洗干净,放于清洁冷水杯内保存好。<br>2. 义齿不可浸泡在热水、酒精中保存。<br>3. 佩戴义齿的老年人不宜咀嚼过硬或过黏的食物。<br>4. 摘戴义齿,不可用力过大,以免损伤牙龈。摘取不下来时可轻推卡环。<br>5. 佩戴义齿时叮嘱老年人不要用力咬合,以防卡环变形或义齿折断 |

表 2.12 为临终老年人清洁义齿操作流程

| 内容 | | 操作步骤 |
|---|---|---|
| 操作前准备 | 环境准备 | 室内环境清洁,温湿度适宜。关闭门窗,必要时遮挡屏风 |
| | 护理员准备 | 服装整洁,洗净双手 |
| | 物品准备 | 义齿、水杯 1 个、软毛牙刷 1 把、自来水设备、义齿清洗剂或假牙清洁片、纱布数块 |
| 操作过程 | 取下与刷洗义齿 | 护理员在晚间或老年人睡前助其取下义齿,放置于水杯中,打开水龙头,左手垫纱布捏住义齿,右手用牙刷刷去义齿上的食物残屑并冲洗干净 |
| | 浸泡义齿 | 刷洗水杯,取义齿清洗液1 ~10毫升倒入杯中,加入温水至液面浸没义齿。未使用义齿清洗液可直接将义齿浸泡在清洁冷水中 |
| | 刷洗与戴上义齿 | 次日,用流动水冲洗,同时用牙刷刷去义齿上污垢至清洁,再协助老年人戴上义齿 |
| 注意事项 | | 1. 刷洗义齿的牙刷的刷毛不可太过坚硬,以免损伤义齿表面。<br>2. 义齿的各个面均应刷洗干净 |

**表2.13 使用棉球为临终老年人进行口腔护理操作流程**

<table>
<tr><th colspan="2">内容</th><th>操作步骤</th></tr>
<tr><td rowspan="4">操作前准备</td><td>环境准备</td><td>环境整洁，温湿度适宜</td></tr>
<tr><td>护理员准备</td><td>衣着整齐，洗净并温暖双手</td></tr>
<tr><td>老年人准备</td><td>老年人平卧于床上</td></tr>
<tr><td>物品准备</td><td>一次性使用口护包(弯盘2个、镊子2把、棉球数个、压舌板1根、垫巾1条)、手电筒1把，必要时备润唇油1支，选择合适的溶液</td></tr>
<tr><td rowspan="5">操作过程</td><td>沟通</td><td>1. 向老年人解释操作的目的，以取得老年人的合作。<br>2. 与老年人交谈，了解其身体状况能否配合口腔护理，用手电筒检查口腔黏膜有无损伤、义齿等</td></tr>
<tr><td>摆放体位</td><td>1. 将物品置于便于使用的位置，协助老年人取侧卧位或平卧位，头偏向一侧，面朝向护理员，将毛巾铺在老年人颌下及胸前。<br>2. 将棉球放于治疗碗中用清水浸湿，把弯盘置于老年人口角边</td></tr>
<tr><td>观察口腔</td><td>叮嘱老年人张口，左手持压舌板，伸入老年人口腔并向下压舌体，右手持手电筒照射老年人口腔，观察口腔内有无牙龈出血、感染等情况</td></tr>
<tr><td>擦拭口腔</td><td>1. 护理员双手各执一把镊子，左手镊子夹取浸湿的干净棉球，两只镊子绞棉球至不滴水为宜。<br>2. 叮嘱老年人张口，右手用镊子夹紧棉球进行擦拭，每个棉球擦拭口腔一个部位，擦拭顺序为：口唇—牙齿外侧面—牙齿各内侧面及咬合面—牙龈—两侧颊部—上腭—舌面—舌下。<br>3. 叮嘱老年人再次张开口腔，检查口腔是否擦拭干净</td></tr>
<tr><td>整理用物</td><td>用毛巾擦净老年人口角水痕，清点棉球数量。撤去用物。必要时向口唇涂擦润唇油。使老年人躺卧舒适。洗手</td></tr>
<tr><td colspan="2">注意事项</td><td>1. 擦洗时动作要轻柔，防止碰伤老年人黏膜及牙龈。<br>2. 植物人或昏迷老年人禁忌漱口，必要时使用张口器，张口器应从臼齿处放入，牙关紧闭者不可暴力助其张口。<br>3. 擦洗时须用镊子夹紧棉球，每次一个，防止棉球遗留在口腔内。<br>4. 棉球不可过湿，以防老年人将溶液吸入呼吸道。<br>5. 每次张口擦拭时间不可过长，应以20~25秒为限；擦拭上腭及舌面时，位置不可以太靠近咽部，以免引起老年人恶心与不适</td></tr>
</table>

## 2.2.4 皮肤清洁

皮肤清洁是生理需要也是心理需要。通过皮肤清洁使老年人感觉舒适，同时可以减少相关并发症的发生，具体操作方法见表2.14～表2.16。

**表2.14 协助临终老年人盆浴操作流程**

| 内容 | | 操作步骤 |
|---|---|---|
| 操作前准备 | 环境准备 | 环境整洁，调节浴室温度为24～26℃，浴盆内放置防滑垫。关闭门窗，地面放置防滑垫 |
| | 护理员准备 | 护理人员更换短袖上衣、短裤，洗净双手 |
| | 物品准备 | 浴盆中放水至1/3～1/2满，水温约40℃（手伸进水中，温热不烫手）；毛巾2条浴巾1条；浴液1瓶、洗发液1瓶、清洁衣裤1套、梳子1把、座椅1把，必要时备吹风机1个 |
| 操作过程 | 沟通 | 评估老年人身体、疾病情况，是否适宜淋浴。征得老年人同意后，备齐用物。搀扶（或用轮椅运送）老年人穿着防滑鞋进入浴室 |
| | 脱衣洗浴 | 1. 护理员协助老年人脱去衣裤（一侧肢体活动障碍时，应先脱健侧，再脱患侧），搀扶老年人进入浴盆坐稳，叮嘱老年人双手握住扶手或盆沿。<br>2. 洗发，护理员叮嘱老年人头稍后仰，手持花洒淋湿头发，为老年人涂擦洗发液，双手指腹揉搓头发、按摩头皮（力量适中，揉搓方向由发际向头顶部）。同时观察并询问老年人有无不适，再用花洒将洗发液全部冲洗干净。<br>3. 洗浴身体，浸泡身体后放掉浴盆中的水，由上至下涂抹浴液，涂擦颈部、耳后、胸腹部、双上肢、背部、双下肢，然后擦洗会阴及臀下、双足。轻轻揉搓肌肤。最后护理员冲净双手，取少量浴液为老年人清洁面部，再用花洒将面部及全身浴液冲洗干净，关闭开关 |
| | 擦干更衣 | 1. 护理员用毛巾迅速擦干老年人面部及头发，用浴巾包裹身体，协助老年人出浴盆。<br>2. 擦干身体坐在浴室座椅上，协助老年人更换清洁衣裤（一侧肢体活动障碍时，应先穿患侧后穿健侧）。<br>3. 搀扶（或用轮椅运送）老年人回床休息 |
| | 整理用物 | 将用物放回原处，开窗通风。刷洗浴盆，擦干浴室地面，清洗浴巾、毛巾及老年人换下的衣裤 |
| 注意事项 | | 1. 浴盆内应放置防滑垫，以防老年人滑到。<br>2. 老年人盆浴时间不可过长，水温不可过高，水量不可过多，以免引起不适。<br>3. 协助老年人盆浴时，随时询问和观察老年人的反应，如有不适，应迅速结束操作，告知专业医护人员 |

**表2.15 为临终老年人床上擦浴操作流程**

| 内容 | | 操作步骤 |
|---|---|---|
| 操作前准备 | 环境准备 | 环境整洁,调节浴室温度为24~26℃,将水温调节为40℃左右(手伸进水中,温热不烫手),关闭门窗,地面放置防滑垫 |
| | 护理员准备 | 护理人员衣着整齐,洗净双手 |
| | 老年人准备 | 老年人平卧于床上 |
| | 物品准备 | 脸盆3个(身体、臀部、脚)、毛巾3条(身体、臀部、脚)、方毛巾1条、浴巾1条、浴液1瓶、橡胶单1块、清洁衣裤1套、暖瓶1个、污水桶1个、橡胶手套1副。必要时备屏风等 |
| 操作过程 | 沟通 | 评估老年人身体、疾病情况,是否适宜床上擦浴。对神志清醒的老年人征得其同意。备齐用物携用物至床旁。在脸盆内盛装40~45℃温水,协助老年人脱去衣裤,盖好被子 |
| | 顺序擦浴 | 1. 擦洗面部:将浴巾覆盖在枕巾及胸前被子上;用浸湿清水拧干后方可擦洗老年人眼睛,再用涂上洗浴液的毛巾依次擦洗老年人额部、鼻部、面颊、颈部;用清水洗净方毛巾拧干后,用同样手法擦净脸上浴液。<br>2. 擦拭手臂:将浴巾半铺半盖在老年人近侧手臂,护理员用涂上洗浴液的方毛巾由前臂向上臂擦拭,擦拭后浴巾遮盖,洗净方毛巾。同样手法擦净上臂浴液,再用浴巾包裹沾干手臂上的湿气,盖被盖严手臂。用同样手法擦拭另一侧手臂。<br>3. 擦拭胸部:棉被向下折叠,脱去老人上衣,浴巾直接盖于胸部,注意擦净皮肤皱褶处(如腋窝、女性乳房下垂部位)。<br>4. 擦拭腹部:顺时针螺旋形擦拭腹部及两侧腰部。<br>5. 擦拭背臀部:由腰骶部沿脊柱向上至肩颈部,再螺旋向下擦洗背部一侧,用同样方法擦洗另一侧;分别环形擦洗两侧臀部。<br>6. 擦洗下肢:一手扶住老年人的下肢,踝部呈屈膝状,另一手由小腿向大腿方向进行擦洗。<br>7. 清洗足部:更换水盆,将老年人足下铺橡胶单,水盆放在橡胶单上,将老年人的双足分别浸泡揉搓清洗。<br>8. 擦洗会阴:更换水盆,臀下垫橡胶单和浴巾,戴橡胶手套,将专用毛巾浸湿拧干擦洗。老年女性擦洗顺序:由阴阜-尿道口-阴道口-肛门;老年男性擦洗顺序:由尿道外口-阴茎-阴囊-腹股沟-肛门 |
| | 整理用物 | 将用物放回原处,刷洗水盆,擦干地面水渍,清洗浴巾、毛巾及老年人换下的衣裤 |

**表 2.15（续）**

| 内容 | 操作步骤 |
|---|---|
| 注意事项 | 1. 擦浴过程中，动作要轻稳，老年人身体暴露部位要及时遮盖，以防着凉。<br>2. 随时更换温水，注意调整水温。<br>3. 擦洗过程中，观察老年人反应，如出现寒战、面色苍白等情况，要立即停止擦浴，进行保暖，通知专业医护人员。<br>4. 清洗会阴部、足部的水盆和毛巾要分开单独使用 |

**表 2.16　为临终女性老年人冲洗会阴操作流程**

| 内容 | | 操作步骤 |
|---|---|---|
| 操作前准备 | 环境准备 | 环境整洁，调节浴室温度为 24～26℃，将冲洗壶内水温调节为 40℃左右（手伸进水中，温热不烫手）。关闭门窗，屏风遮挡 |
| | 护理员准备 | 护理人员衣着整齐，洗净双手 |
| | 老年人准备 | 老年人平卧于床上 |
| | 物品准备 | 冲洗壶中放水水温约 40～45℃（手伸进水中，温热不烫手）；专用毛巾 1 条、一次性橡胶手套 1 副、一次性尿垫 1 张、浴巾 1 条、便盆 1 个、屏风 1 个 |
| 操作过程 | 沟通 | 护理员向老年人解释会阴冲洗目的及方法，以取得配合 |
| | 摆放体位 | 1. 掀开老年人近侧盖被下端，在臀下放置便盆（按照仰卧位或侧卧位放置便盆方法）。<br>2. 戴好橡胶手套，协助老年人取仰卧屈膝位，盖被盖严远侧下肢，浴巾遮盖近侧肢体 |
| | 冲洗、擦干会阴 | 1. 护理员戴好橡胶手套，一手持冲洗壶，一手拿毛巾，边冲边擦洗会阴部，从阴阜向下冲洗擦拭至肛门部以及大腿两侧、腹股沟。<br>2. 撤去便盆，用毛巾擦干会阴部并检查会阴部皮肤状况。更换一次性尿垫，摘下一次性橡胶手套，撤下浴巾，为老年人盖好盖被 |
| | 整理用物 | 整理床单位，倾倒便盆，刷洗消毒备用。用物放回原处，洗净毛巾，晾干备用 |
| 注意事项 | | 1. 操作前护理员要洗净双手。<br>2. 便盆不可硬塞于老年人臀下，以免挫伤骶尾部皮肤。<br>3. 冲洗时缓慢倒水，避免打湿被褥。<br>4. 擦拭的毛巾应专用 |

## 2.2.5　穿脱衣照护

临终老年人生活自理能力下降，穿脱衣需要他人照护。掌握正确的穿脱衣方法，可以减轻其痛苦和避免着凉，同时减少照护工作量，具体操作方法见表2.17～表2.19。

**表2.17　协助临终老年人更换开襟衣服操作流程**

| 内容 | | 操作步骤 |
| --- | --- | --- |
| 操作前准备 | 环境准备 | 坏境整洁，温湿度适宜 |
| | 护理员准备 | 衣着整齐，洗净双手 |
| | 老年人准备 | 老年人平卧于床上 |
| | 物品准备 | 老年人清洁开襟上衣 |
| 操作过程 | 沟通 | 为老年人选择合适的开襟上衣，向老年人解释，以取得配合 |
| | 更换开襟衣服 | 1. 掀开盖被，解开上衣纽扣，一手扶住老年人肩部，另一手扶住髋部，协助老年人翻身侧卧，脱去一侧衣袖（遇老年人一侧肢体不灵活时，应卧于健侧，患侧在上，先脱患侧）。<br>2. 取清洁开襟上衣穿好一侧（或患侧）的衣袖，其余部分（清洁的和被更换的上衣）平整地掖于老年人身下。<br>3. 协助老年人取平卧位，从老年人身下拉出清洁的和被更换的上衣。脱下被更换的上衣。穿好清洁上衣另一侧衣袖（或健侧）。扣好纽扣 |
| | 整理上衣 | 拉平老年人上衣的衣身、衣袖，确保身下衣服无皱褶。整理衣领 |
| | 整理床铺 | 为老年人盖好盖被，整理床铺 |
| 注意事项 | | 1. 操作轻柔快捷，避免老年人受凉。<br>2. 协助老年人翻身时，应注意安全，必要时安装床挡 |

**表2.18　协助临终老年人穿脱套头上衣操作流程**

| 内容 | | 操作步骤 |
| --- | --- | --- |
| 操作前准备 | 环境准备 | 环境整洁，温湿度适宜 |
| | 护理员准备 | 衣着整齐，洗净双手 |
| | 老年人准备 | 老年人平卧于床上 |
| | 物品准备 | 老年人清洁套头上衣 |

表 2.18（续）

<table>
<tr><th colspan="2">内容</th><th>操作步骤</th></tr>
<tr><td rowspan="4">操作过程</td><td>沟通</td><td>为老年人选择合适的套头上衣，向老年人解释，以取得配合，协助老年人取坐位</td></tr>
<tr><td>脱下套头衫</td><td>1. 将老年人套头上衣的下端向上拉至胸部。<br>2. 一手托起老年人头部，一手从背后向前脱下衣身部分。<br>3. 一手扶住老年人肩部，一手拉住近侧袖口，脱下一侧衣袖，同法脱下另一侧衣袖</td></tr>
<tr><td>穿上套头衫</td><td>1. 辨别套头衫前后面，护理员一手从衣袖口处伸入至衣身开口处，握住老年人手腕，将衣袖套入老年人手臂，同法穿好另一侧。<br>2. 一手托起老年人头部，一手握住衣身背部的下开口至领口部分，套入老年人头部。<br>3. 将老年人套头衫衣身向下拉平，整理衣服至平整</td></tr>
<tr><td>整理床铺</td><td>协助老年人取舒适卧位，确保身下衣服平整无皱褶，盖好盖被，整理床铺</td></tr>
<tr><td colspan="2">注意事项</td><td>1. 操作轻柔快捷，避免老年人受凉。<br>2. 协助老年人取坐位时注意安全</td></tr>
</table>

表 2.19 协助临终老年人更换裤子操作流程

<table>
<tr><th colspan="2">内容</th><th>操作步骤</th></tr>
<tr><td rowspan="4">操作前准备</td><td>环境准备</td><td>环境整洁，温湿度适宜</td></tr>
<tr><td>护理员准备</td><td>衣着整齐，洗净双手</td></tr>
<tr><td>老年人准备</td><td>老年人平卧于床上</td></tr>
<tr><td>物品准备</td><td>老年人清洁裤子</td></tr>
<tr><td rowspan="3">操作过程</td><td>沟通</td><td>向老年人解释，以取得配合</td></tr>
<tr><td>脱下裤子</td><td>1. 为老年人松开裤带、裤扣。协助老年人身体左倾，将裤子右侧部分向下拉至臀下。<br>2. 协助老年人身体右倾，将裤子左侧部分向下拉至臀下</td></tr>
<tr><td>更换裤子</td><td>1. 叮嘱能够配合的老年人屈膝，两手分别拉住老年人两侧裤腰部分向下褪至膝部，抬起一侧下肢，褪去一侧裤腿。<br>2. 用同样方法褪去另一侧裤腿。<br>3. 护理员取清洁裤子辨别正反面，左手从裤管口套入裤腰开口，轻握老年人脚踝，右手将裤管向老年人大腿方向提拉。<br>4. 用同样方法穿上另一条裤管。<br>5. 护理员两手分别拉住两侧裤腰部分向上提拉至老年人臀部。<br>6. 协助老年人身体左倾，将右侧裤腰部分向上拉至腰部，再协助老年人身体右倾，将裤子左侧部分向上拉至腰部。系好裤带、裤扣</td></tr>
</table>

表2.19（续）

| 内容 | | 操作步骤 |
|---|---|---|
| | 整理床铺 | 协助老年人盖好盖被，整理床铺 |
| 注意事项 | | 1. 操作轻柔快捷，避免老年人受凉。<br>2. 穿脱裤子不可硬拽，以免损伤老年人皮肤 |

## 2.3 排泄照护

临终老年人自理能力下降，排泄系统逐渐出现紊乱。协助其采取正确的排泄体位和方法，减轻临终老年人痛苦，具体操作方法见表2.20～表2.22。

表2.20 协助临终老年人如厕操作流程

| 内容 | 操作步骤 |
|---|---|
| 工作准备 | 1. 环境：整洁，温湿度适宜。<br>2. 护理员：衣帽整洁，洗净双手。<br>3. 用物：卫生间有坐便器及扶手措施、卫生纸（必要时备坐便椅） |
| 沟通 | 询问老年人是否需要排便 |
| 协助如厕 | 1. 视老年人自理程度，护理员采取轮椅推行或搀扶其进入卫生间。<br>2. 协助老年人转身面对护理员，双手扶住坐便器的扶手。<br>3. 护理员一手搂抱老年人腋下，一手协助老年人脱裤子。<br>4. 护理员双手环抱老年人腋下，协助老年人缓慢坐于坐便器上，双手扶稳扶手进行排便（能坐但行走不便的老年人，护理员可协助在床旁使用坐便椅排便）。<br>5. 老年人便后自行擦净肛门或身体前倾由护理员协助用手纸擦净肛门。<br>6. 老年人自己借助卫生间扶手支撑身体（或护理员协助老年人）起身，穿好裤子。<br>7. 护理员按坐便器开关冲水 |
| 整理 | 1. 护理员使用轮椅推行或搀扶老年人回房间休息，卫生间开窗通风或开换气扇清，除异味后将其关闭。<br>2. 协助老年人使用坐便器后，倾倒污物，清洗便盆，晾干备用 |
| 注意事项 | 1. 房间靠近卫生间，方便老年人如厕。<br>2. 卫生间设有坐便器并安装扶手，方便老年人坐下和站起。<br>3 卫生用品放在老年人伸手可以拿取的位置。<br>4. 保持卫生间地面整洁，无水渍，以防老年人滑倒 |

表 2.21 协助临终老年人使用便盆操作流程

| 内容 | 操作步骤 |
|---|---|
| 工作准备 | 1. 环境:整洁,温湿度适宜。关闭门窗,必要时遮挡屏风。<br>2. 护理员:衣帽整洁,洗净并温暖双手。必要时戴口罩。<br>3. 用物:便盆、一次性护垫、卫生纸(必要时备温水、水盆、毛巾) |
| 沟通 | 询问老年人是否需要排便,提醒老年人定时排便 |
| 放置便盆 | 一、仰卧位放置便盆法<br>1. 护理员协助老年人取仰卧位,掀开下身盖被折向远侧,协助其脱下裤子至膝部。<br>2. 叮嘱老年人配合屈膝抬高臀部,同时,一手托起老年人的臀部,一手将一次性护理垫垫于老年人臀下。<br>3. 再次要求老年人配合提高臀部,一手托起老年人臀部,一手将便盆放置于老年人臀下(便盆窄口朝足部)。<br>4. 在会阴部覆盖一张一次性护理垫,防排尿溅湿盖被。<br>5. 为老年人盖好盖被<br>二、侧卧位放置便盆法<br>1. 护理员将老年人裤子脱至膝部,双手扶住老年人的肩部及髋部翻转身体,使老年人面向自己呈侧卧位。<br>2. 掀开老年人下身盖被折向自己一侧,暴露臀部,将一次性护理垫垫于其腰及臀下。<br>3. 将便盆扣于老年人臀部,协助其恢复平卧位。<br>4. 在会阴部覆盖一张一次性护理垫,防排尿溅湿盖被。<br>5. 为老年人盖好盖被 |
| 撤去便盆 | 1. 老年人便后,护理员一手扶稳便盆一侧,一手协助老年人侧卧,取出便盆,放于地上。<br>2. 取卫生纸为老年人擦净肛门(必要时用温水清洗肛门及会阴部并擦干,撤去一次性护理垫) |
| 整理 | 1. 护理员协助卧位舒适,穿好裤子,整理床单位。<br>2. 必要时协助老年人洗手。开窗通风。<br>3. 观察、倾倒粪便。冲洗消毒便盆,晾干备用 |
| 注意事项 | 1. 使用便盆前检查便盆是否洁净完好。<br>2. 协助老年人排便,避免长时间暴露老年人身体,导致老年人受凉。<br>3. 便盆及时倾倒并清洗消毒,避免污渍附着。<br>4. 为老年人放置便盆时不可硬塞,以免损伤其皮肤 |

表 2.22　帮助临终老年人使用尿壶操作流程

| 内容 | 操作步骤 |
| --- | --- |
| 工作准备 | 1. 环境：整洁，温湿度适宜。关闭门窗，必要时遮挡屏风。<br>2. 护理员：衣帽整洁，洗净并温暖双手。必要时戴口罩。<br>3. 用物：便壶（男、女）、一次性护垫、卫生纸（必要时备温水、水盆、毛巾） |
| 沟通 | 询问老年人是否有尿意 |
| 放置尿壶 | 一、女性老年人放置尿壶法<br>1. 护理员协助老年人取仰卧位，掀开下身盖被折向远侧，协助其脱下裤子至膝部。<br>2. 叮嘱老年人配合屈膝抬高臀部，同时，一手托起老年人的臀部，一手将一次性护理垫垫于老年人臀下。<br>3. 叮嘱老年人屈膝，双腿呈八字打开，护理员手持尿壶，将开口边缘贴紧阴部。<br>4. 为老年人盖好盖被<br>二、男性老年人放置尿壶法<br>1. 协助老年人面向护理员取侧卧位，双膝合拢，将阴茎插入尿壶接尿。<br>2. 护理员用手握住尿壶把手固定，盖好盖被 |
| 整理 | 1. 老年人排尿后，护理员撤下尿壶。<br>2. 护理员用卫生纸擦干老年人会阴部，必要时清洗会阴部。<br>3. 撤去一次性护理垫，协助老年人穿好裤子，整理床单位，必要时协助老年人洗手。<br>4. 开窗通风，观察、倾倒尿液，冲洗尿壶，晾干备用 |
| 注意事项 | 1. 老年女性使用尿壶时，应注意确定贴紧会阴部，以免漏尿打湿床单位。<br>2. 接尿时避免长时间暴露老年人身体，导致受凉。<br>3. 尿壶及时倾倒并清洗消毒，减少异味及尿渍附着 |

## 2.4　饮食照护

通过饮食照料保障临终老年人的营养需要。需要根据临终老年人身体状况，采取不同的照护方式，具体操作方法见表 2.23 ~ 表 2.30。

**表 2.23 为临终老年人摆放进食体位操作流程**

<table>
<tr><th colspan="3">内容</th><th>操作步骤</th></tr>
<tr><td rowspan="4">操作前准备</td><td colspan="2">环境准备</td><td>环境整洁,温湿度适宜,无异味</td></tr>
<tr><td colspan="2">老年人准备</td><td>1. 询问老年人进食前是否需要大小便,根据需要协助排便。<br>2. 协助老年人洗净双手</td></tr>
<tr><td colspan="2">护理员准备</td><td>服装整洁,洗净双手</td></tr>
<tr><td colspan="2">物品准备</td><td>1. 根据需要准备轮椅或床上支具(靠垫、枕头、床具支架等)。<br>2. 检查辅助用具是否安全完好</td></tr>
<tr><td rowspan="6">操作过程</td><td colspan="2">核对、沟通</td><td>向老年人说明进食时间和本次进餐食物,询问有无特殊要求</td></tr>
<tr><td rowspan="4">摆放体位</td><td>轮椅坐位</td><td>适用于下肢功能障碍或行走无力的老年人。<br>轮椅与床成30°夹角,固定轮子,抬起脚踏板。护理员叮嘱老年人将双手环抱护理员脖颈,双手环抱老年人的腰部或腋下,协助老年人坐起,双腿垂于床下,双脚踏稳地面,再用膝部抵住老年人的膝部,挺身带动老年人站立并旋转身体,使老年人坐在轮椅中间,后背贴紧椅背,将轮椅上的安全带系在老年人腰间</td></tr>
<tr><td>床上坐位</td><td>适用于下肢功能障碍或行走无力的老年人。<br>护理员按上述环抱方法协助老年人在床上坐起,将靠垫或软枕垫于老年人后背及膝下,保证坐位稳定舒适。床上放置餐桌</td></tr>
<tr><td>半卧位</td><td>适用于完全不能自理的老年人。<br>使用可摇式床具时,将老年人床头摇起,抬高至与床具水平面成30°~45°角。使用普通床具时,可使用棉被或靠垫支撑老年人背部使其上身抬起。在身体两侧及膝下垫软枕以保证体位稳定</td></tr>
<tr><td>侧卧位</td><td>适用于完全不能自理的老年人。<br>使用可摇式床具时,将老年人床头摇起,抬高至与床具水平面成30°角。护理员双手分别扶住老年人的肩部和髋都,使年人面向护理员侧卧,肩背部垫软枕或楔形垫。一般采用右侧卧位</td></tr>
<tr><td colspan="2">准备进餐</td><td>为老年人穿戴好围裙或在颌下及胸前垫好毛巾准备进餐</td></tr>
<tr><td colspan="3">注意事项</td><td>1. 护理员协助老年人摆放体位前要做好评估。<br>2. 摆放体位时动作轻稳,保障安全。<br>3. 辅助器具使用前,检查是否处于安全完好的备用状态</td></tr>
</table>

表2.24 协助临终老年人进食操作流程

| 内容 | | | 操作步骤 |
|---|---|---|---|
| 操作前准备 | 环境准备 | | 环境整洁,温湿度适宜,无异味 |
| | 老年人准备 | | 1. 询问老年人进食前是否需要大小便,根据需要协助排便。<br>2. 协助老年人洗净双手。<br>3. 协助老年人戴上义齿。<br>4. 协助老年人服用餐前口服药 |
| | 护理员准备 | | 服装整洁,洗净双手 |
| | 物品准备 | | 床单位及床上用品、餐具(碗、筷、汤匙)、食物、围裙或毛巾、手帕或纸巾、小桌、清洁口腔用物、洗手用物 |
| 操作过程 | 核对、沟通 | | 向老年人说明进食时间和本次进餐食物,询问有无特殊要求 |
| | 摆放体位 | 轮椅坐位 | 适用于下肢功能障碍或行走无力的老年人。<br>轮椅与床成30°夹角,固定轮子,抬起脚踏板。护理员叮嘱老年人将双手环抱护理员脖颈,双手环抱老年人的腰部或腋下,协助老年人坐起,双腿垂于床下,双脚踏稳地面,再用膝部抵住老年人的膝部,挺身带动老年人站立并旋转身体,使老年人坐在轮椅中间,后背贴紧椅背,将轮椅上的安全带系在老年人腰间 |
| | | 床上坐位 | 适用于下肢功能障碍或行走无力的老年人。<br>护理员按上述环抱方法协助老年人在床上坐起,将靠垫或软枕垫于老年人后背及膝下,保证坐位稳定舒适。床上放置餐桌 |
| | | 半卧位 | 适用于完全不能自理的老年人。<br>使用可摇式床具时,将老年人床头摇起,抬高至与床具水平面成30°~45°角。使用普通床具时,可使用棉被或靠垫支撑老年人背部使其上身抬起。在身体两侧及膝下垫软枕以保证体位稳定 |
| | | 侧卧位 | 适用于完全不能自理的老年人。<br>使用可摇式床具时,将老年人床头摇起,抬高至与床具水平面成30°角。护理员双手分别扶住老年人的肩部和髋部,使老年人面向护理员侧卧,肩背部垫软枕或楔形垫。一般采用右侧卧位 |

表 2.24（续）

| 内容 | | 操作步骤 |
|---|---|---|
| | 协助进餐 | 1. 为老年人穿戴好围裙或在颌下及胸前垫好毛巾准备进餐。<br>2. 将已准备好的食物盛入老年人的餐具中并摆放在餐桌上。<br>3. 鼓励能够自己进餐的老年人自行进餐。指导老年人上身坐直并稍向前倾，头稍向下垂，叮嘱老年人进餐时细嚼慢咽，不要边进食边讲话，以免发生呛咳。<br>4. 对于不能自行进餐的老年人应喂饭。用手触及碗壁估计食物温热程度，以汤匙喂食时，食物量为汤匙的 1/3 为宜。喂食一口后，等到老年人完全咽下后再喂食下一口。<br>5. 对于有视力障碍能自己进食的老年人，将盛装温热食物餐碗放入老年人的手中（确认食物的位置），再将汤匙递到老年人手中，告知食物的种类，以便老年人缓慢进食。进食带有骨头的食物，要特别告知，进食鱼类要先协助剔除鱼刺 |
| | 整理 | 1. 协助老年人进餐后应漱口，并用毛巾擦干口角水痕。<br>2. 叮嘱老年人保持进餐体位 30 分钟后再卧床休息。<br>3. 清扫整理床单位。<br>4. 使用流动水清洁餐具并放回原处备用，必要时进行消毒 |
| 注意事项 | | 1. 食物温度适宜。<br>2. 进食后不宜立即平卧，防止食物反流。<br>3. 对于咀嚼或吞咽困难的老年人，可将食物打碎成糊状，再协助进食。<br>4. 如发生呛咳、噎食等现象，立即急救并通知医护人员和家属 |

表 2.25 协助临终老年人饮水操作流程

| 内容 | | 操作步骤 |
|---|---|---|
| 操作前准备 | 环境准备 | 环境整洁，温湿度适宜，无异味 |
| | 老年人准备 | 协助老年人取坐位或半卧位，洗净双手 |
| | 护理员准备 | 服装整洁，洗净双手 |
| | 物品准备 | 茶杯或小水壶盛装 1/2～2/3 满的温开水（触及杯壁时温热不烫手），准备吸管、汤匙及小毛巾 |

表2.25（续）

| 内容 | | 操作步骤 |
|---|---|---|
| 操作过程 | 核对、沟通 | 提醒老年人饮水并询问有无特殊要求 |
| | 协助饮水 | 1. 鼓励能够自己饮水的老年人手持水杯或借助吸管饮水，叮嘱老年人饮水时身体坐直或稍前倾，小口饮用，以免呛咳。出现呛咳，应稍事休息再饮用。<br>2. 护理员给不能自理的老年人喂水时可借助吸管。<br>3. 使用汤匙喂水时，水盛装汤匙的1/2～2/3为宜，见老年人下咽后再喂下一口 |
| | 整理 | 1. 将水杯或水壶放回原处。<br>2. 用小毛巾擦干老年人口角水痕。<br>3. 整理床单位。<br>4. 叮嘱老年人保持体位30分钟后再躺下休息。<br>5. 必要时，根据老年人病情需记录饮水次数和饮水量 |
| 注意事项 | | 1. 开水晾温后再递到老年人手中或喂水，防止烫伤。<br>2. 饮水后不能立即平卧，防止反流发生呛咳、误吸。<br>3. 不能自理的老年人每日定时喂水 |

表2.26　临终老年人进食饮水的观察操作流程

| 内容 | | 操作步骤 |
|---|---|---|
| 操作前准备 | 环境准备 | 环境整洁，温湿度适宜，无异味 |
| | 护理员准备 | 服装整洁，洗净双手 |
| | 物品准备 | 记录单、笔 |
| 操作过程 | 核对、沟通 | 了解老年人以往进食、饮水的习惯、种类及量，本次进食、饮水情况。对于听力有障碍的老年人，护理员可采用提示性语言或使用写字进行交流 |
| | 观察进食饮水情况 | 1. 老年人进食、饮水体位，需要辅助程度。<br>2. 老年人进食、饮水的种类、进食速度、进食量以及近期有无明显饮食量、饮食习惯改变等。<br>3. 进食、饮水过程中有无吞咽困难、噎食、误吸、呛咳、呕吐等现象 |
| | 记录 | 1. 记录所观察内容。<br>2. 标明日期、时间，签全名。<br>3. 每月小结，从中发现问题及时告知医护人员或家属 |

表 2.26（续）

| 内容 | 操作步骤 |
| --- | --- |
| 注意事项 | 1. 预先了解老年人饮食习惯，便于对比，以发现异常。<br>2. 记录应详细、准确，有利于准确判断老年人身体状况 |

表 2.27　临终老年人特殊饮食的发放操作流程

<table>
<tr><th colspan="2">内容</th><th>操作步骤</th></tr>
<tr><td rowspan="3">操作前准备</td><td>环境准备</td><td>环境整洁，温湿度适宜，无异味</td></tr>
<tr><td>护理员准备</td><td>服装整洁，洗净双手，戴口罩、帽子</td></tr>
<tr><td>物品准备</td><td>食物、饮食单、发饭单、笔</td></tr>
<tr><td rowspan="4">操作过程</td><td>转抄核对</td><td>1. 转抄饮食单内容至发饭单上，并认真核对无误（科区、房间及床号、姓名，饮食种类及量）。<br>2. 将饮食单递膳食科准备食物</td></tr>
<tr><td>领取食物</td><td>按时从膳食科领取老年人治疗饮食，并认清姓名、饮食种类及量</td></tr>
<tr><td>核对发放饮食</td><td>1. 推餐车到老年人房间门前，报床号、姓名，并再次核对。<br>2. 无误后拿取餐具盛接食物，摆放在老年人餐桌上</td></tr>
<tr><td>记录</td><td>在发放饮食单上打钩记录</td></tr>
<tr><td colspan="2">注意事项</td><td>1. 认真核对饮食单及转抄的发饭单。<br>2. 发饭时，认真核对床号、姓名及治疗饮食种类和量。<br>3. 流质治疗饮食可使用瓶装或袋装塑封，防止污染。<br>4. 奶类食物宜温热食入，注意保温</td></tr>
</table>

表 2.28　带鼻饲管临终老年人的进食照料操作流程

<table>
<tr><th colspan="2">内容</th><th>操作步骤</th></tr>
<tr><td rowspan="3">操作前准备</td><td>环境准备</td><td>环境整洁，温湿度适宜，无异味</td></tr>
<tr><td>护理员准备</td><td>服装整洁，洗净双手</td></tr>
<tr><td>物品准备</td><td>一次性 50 毫升注射器、毛巾、盛 100 毫升温开水水杯、鼻饲饮食及容器、笔、记录单</td></tr>
</table>

**表 2.28（续）**

| 内容 | | 操作步骤 |
|---|---|---|
| 操作过程 | 核对、沟通 | 1. 带着准备好的鼻饲饮食用物到老年人房间。<br>2. 对于能够有效沟通的老年人，询问老年人床号、姓名，并讲解即将进食鼻饲的饮食种类和量，以取得老年人的配合。<br>3. 对于不能进行有效沟通的老年人，应核对老年人的房间号、床号、床头卡姓名、鼻饲饮食种类及量 |
| | 摆放体位 | 1. 对上半身功能较好的老年人，应协助其采用坐位或半坐卧位。<br>2. 平卧的老年人，应将床头摇高或使用软枕垫起，使之与床水平线成 30°。<br>3. 在老年人的颌下垫毛巾或治疗巾 |
| | 检查鼻饲管 | 1. 检查鼻饲管固定是否完好，插入的长度是否与鼻饲管标记的长度一致，如发现有管路滑脱，应立即通知医护人员处理。<br>2. 检查鼻饲管是否在胃内。护理员打开胃管末端盖帽，将灌注器的乳头与胃管末端连接并进行抽吸，有胃液或胃内容物被抽出，表明胃管在胃内（常用方法） |
| | 进行鼻饲 | 1. 测试鼻饲饮食的温度（38～40℃），将鼻饲饮食少量滴在自己的手掌腕部，以感觉温热、不烫手为宜。<br>2. 用灌注器从水杯中抽取 20 毫升温开水，连接胃管向老年人胃内缓慢灌注，再盖好鼻饲管末端盖帽。<br>3. 抽吸鼻饲饮食（每次 50 毫升/管），在水杯中轻蘸灌注器乳头部测下外壁鼻饲饮食残渣，打开胃管盖帽并连接，缓慢推注，速度为 10～13 毫升/分钟。灌注后立即盖好鼻饲管盖帽，再次抽吸鼻饲饮食，同法至全部饮食推注完毕。<br>4. 每次鼻饲量不超过 200 毫升，推注时间以 15～20 分钟为宜，两次之间间隔不少于 2 小时。<br>5. 鼻饲饮食完毕，用灌注器抽取 30～50 毫升温开水缓慢注入，冲净胃管内壁食物残渣，盖好鼻饲管盖帽。<br>6. 叮嘱并协助老年人进食后保持体位 30 分钟再卧床休息 |
| | 整理 | 1. 撤下毛巾，整理床单位。<br>2. 清洗用物：将灌注器在流动水下清洗干净，用开水浸泡消毒后放入碗内；上面覆盖纱布备用。灌注器更换频率为 1 次/周 |
| | 记录和观察 | 1. 准确记录鼻饲时间和鼻饲量。<br>2. 观察老年人鼻饲后有无腹胀、腹泻等不适症状并记录 |

表 2.28（续）

| 内容 | 操作步骤 |
| --- | --- |
| 注意事项 | 1. 对长期鼻饲的老年人，每日晨、晚间应做口腔护理，保持口腔清洁。<br>2. 对需要吸痰的老年人，在鼻饲前 30 分钟予以吸痰；鼻饲前、后 30 分钟内禁止吸痰，避免胃液或食物反流或误吸。<br>3. 为防止鼻饲管堵塞，给药时应研碎、溶解后再灌注。<br>4. 随时观察老年人鼻饲管固定处皮肤情况，发现异常时应立即通知医护人员处理。<br>5. 鼻饲过程中，若出现恶心、呕吐等情况，应立即停止鼻饲，并通知医护人员。<br>6. 在鼻饲过程中，如抽吸胃液时发现胃液中有深棕色等异常物质，应立即停止鼻饲，通知医护人员 |

表 2.29　对噎食、误吸老年人的急救处理操作流程

| 内容 | | 操作步骤 |
| --- | --- | --- |
| 操作前准备 | 环境准备 | 环境整洁，温湿度适宜，无异味 |
| | 护理员准备 | 服装整洁，洗净双手 |
| | 物品准备 | 一次性 50 毫升注射器、毛巾、盛 100 毫升温开水水杯、鼻饲饮食及容器、笔、记录单 |
| 操作过程 | 判断 | 根据老年人的表现，护理员快速判断老年人可能出现的问题，同时大声呼喊他人帮助 |
| | 取出口腔中异物 | 1. 用手或汤匙迅速抠出口咽中的积聚食物团（或异物）。<br>2. 如老年人牙关紧闭或抽搐，用筷子等撬开口腔掏取食物团（或异物），<br>3. 解开老年人领口 |
| | 实施救助 | 1. 协助意识清醒的老年人采取立位或坐位，对意识不清或卧床的老年人取平卧位，头偏向一侧。<br>2. 迅速采取腹部手拳冲击法进行救助（动作用力适度，防止肋骨骨折或内脏损伤）。<br>3. 密切观察老年人的情况，必要时及时协助老年人就医 |
| | 记录 | 及时记录老年人噎食、误吸发生的时间、表现和采取的急救措施，报告主管部门 |
| 注意事项 | | 1. 老年人发生噎食、误吸时应及时采用正确的急救方法就地抢救。<br>2. 抢救时用力适度，避免肋骨骨折或内脏损伤 |

表2.30 识别老年人进食、进水困难原因操作流程

| 内容 | | 操作步骤 |
|---|---|---|
| 操作前准备 | 环境准备 | 环境整洁,温湿度适宜,无异味 |
| | 老年人准备 | 协助老年人在居室内取舒适体位 |
| | 护理员准备 | 着装整洁,收集资料,了解老年人基本状况 |
| | 物品准备 | 1支笔、1份记录单 |
| 操作过程 | 观察表现 | 观察老年人进食、饮水时速度快慢,有无呛咳,吞咽有无停顿,有无异物感 |
| | 询问主诉 | 1. 询问老年人饭量有无改变,食欲如何。<br>2. 询问进食、饮水时有无异常,具体表现、原因、伴随症状 |
| | 判断原因 | 根据表现判断有可能存在的问题(心理因素、不合胃口、体位不当、痴呆、牙齿松动或稀疏、口咽部疾病、食管疾病、全身疾病) |
| | 记录报告 | 1. 记录下老年人的表现及主诉。<br>2. 报告家属或医护人员。<br>3. 及时就医,以做进一步检查、确诊 |

## 2.5 睡眠照护

根据临终老年人身体状况提供适宜的睡眠环境，做好睡眠照料，满足其基本需求，具体操作方法见表2.31～表2.33。

表2.31 为临终老年人布置睡眠环境操作流程

| 内容 | | 操作步骤 |
|---|---|---|
| 操作前准备 | 环境准备 | 安静整洁,温湿度适宜 |
| | 老年人准备 | 排便洗漱完毕 |
| | 护理员准备 | 服装整洁 |
| | 物品准备 | 根据气候备棉被、床褥、毛毯等 |

**表 2.31（续）**

<table>
<tr><th colspan="3">内容</th><th>操作步骤</th></tr>
<tr><td rowspan="5">操作过程</td><td colspan="2">沟通</td><td>轻敲房门后进入房间，告知老年人准备熄灯休息。询问老年人房间温湿度是否合适，有无需要帮助的地方</td></tr>
<tr><td rowspan="4">布置睡眠环境</td><td>关窗</td><td>护理员关闭窗户，闭合窗帘</td></tr>
<tr><td>调节温湿度</td><td>调节空调或暖气</td></tr>
<tr><td>检查准备床铺</td><td>检查有无渣屑，检查床铺硬度，铺好被褥，被褥松软适中，整理枕头至膨松，依据老年人习惯调整高度，协助上床就寝，盖好盖被。询问是否还有需求并及时满足。调节光线，开启地灯，关闭大灯</td></tr>
<tr><td>关门退出</td><td>轻轻退出房间，轻手关门</td></tr>
<tr><td colspan="3">注意事项</td><td>1. 卧室适当通风换气，避免空气混浊或异味影响睡眠。<br>2. 被褥薄厚随季节调整。<br>3. 枕头高度及软硬度适中</td></tr>
</table>

**表 2.32 临终老年人睡眠状况观察操作流程**

<table>
<tr><th colspan="3">内容</th><th>操作步骤</th></tr>
<tr><td rowspan="4">操作前准备</td><td colspan="2">环境准备</td><td>安静整洁，温湿度适宜</td></tr>
<tr><td colspan="2">老年人准备</td><td>老年人平卧床上</td></tr>
<tr><td colspan="2">护理员准备</td><td>服装整洁，了解老年人近期睡眠情况</td></tr>
<tr><td colspan="2">物品准备</td><td>记录单、笔，根据气候备棉被、床褥、毛毯等</td></tr>
<tr><td rowspan="4">操作过程</td><td colspan="2">协助入睡</td><td>布置舒适的睡眠环境，协助老年人入睡</td></tr>
<tr><td rowspan="3">观察睡眠</td><td>观察睡眠</td><td>2 小时查房 1 次，做到走路轻、关门轻，观察睡眠情况</td></tr>
<tr><td>沟通</td><td>晨起询问睡眠情况</td></tr>
<tr><td>记录</td><td>记录睡眠情况</td></tr>
<tr><td colspan="3">注意事项</td><td>1. 查房时注意走路轻、关门轻，避免惊醒老年人。<br>2. 记录内容详细，字迹清楚</td></tr>
</table>

**表2.33 识别影响临终老年人睡眠的环境因素及改善措施操作流程**

<table>
<tr><th colspan="3">内容</th><th>操作步骤</th></tr>
<tr><td rowspan="4">操作前准备</td><td colspan="2">环境准备</td><td>安静整洁,温湿度适宜</td></tr>
<tr><td colspan="2">老年人准备</td><td>接受护理员的询问</td></tr>
<tr><td colspan="2">护理员准备</td><td>服装整洁</td></tr>
<tr><td colspan="2">物品准备</td><td>根据气候备盖被、床褥、毛毯等</td></tr>
<tr><td rowspan="3">操作过程</td><td colspan="2">沟通</td><td>轻敲房门后进入房间,详细了解老年人以往睡眠习惯、睡眠环境</td></tr>
<tr><td rowspan="2">评估居室环境</td><td>评估睡眠环境</td><td>观察居室环境,比较分析,找出影响睡眠的环境因素</td></tr>
<tr><td>改进</td><td>收集影响睡眠的因素,提出改进建议</td></tr>
<tr><td colspan="3">注意事项</td><td>1. 沟通时态度诚恳、认真,多使用开放式询问方式。<br>2. 认真倾听,观察居室环境并评估。<br>3. 改进建议应尊重老年人的生活习惯,也应切实可行</td></tr>
</table>

# 第 3 章

# 基础护理

## 3.1 疼痛护理

### 3.1.1 疼痛的概述

在走向人生终点时，大部分人都会经历较为痛苦的过程。根据国际疼痛研究学会（International Association for the Study Pain，IASP）的定义，疼痛是一种与组织损伤或潜在损伤相关的感觉、情感、认知和社会维度的痛苦体验。疼痛作为一种复杂的生理心理活动，包括两方面：一是损伤性刺激作用于机体所引起的痛觉；二是个体对损伤性刺激的痛反应，伴随着强烈的情绪色彩，构成相当复杂的心理活动。

近年来，随着生活水平的提高和老龄化的发展，人们对提高生命末期生存质量的需求日益增加。正是在这样的背景下，国内安宁照护蓬勃发展并得到国家政策的大力支持。疼痛是临终者最为常见的不适症状。在 2017 年 2 月国家卫生计生委下发的《安宁照护实践指南（试行）》中，疼痛被列为症状控制中的第一症状，控制疼痛与缓解不适症状是安宁照护的首要任务，克服疼痛的不利影响，减轻疼痛对临终老年人的折磨已成为照护者义不容辞的责任。

### 3.1.2 疼痛的分类

疼痛的分类如表 3.1 所示。

表3.1 疼痛的分类

| 分类方法 | 类别 | 特点 |
| --- | --- | --- |
| 按疼痛的时间划分 | 急性疼痛 | 接受刺激后即刻产生疼痛,疼痛明显,持续时间较短,去除刺激因素后疼痛很快缓解,常用的镇痛方法有效 |
| | 慢性疼痛 | 持续数月以上的疼痛,常伴有抑郁和信心丧失,镇痛效果欠佳。又分为慢性非癌痛和慢性癌痛 |
| | 偶发性疼痛 | 在某些特定的活动时出现疼痛,通常由机械因素引起,又称活动相关性疼痛 |
| 按疼痛的感觉划分 | 锐痛 | 尖锐刺痛,刺激时疼痛明显,定位准确,刺激去除后疼痛很快消失 |
| | 慢痛 | 一种烧灼痛,症状起始缓慢、定位不准确、作用持续久并伴有情绪反应、心血管和呼吸系统改变 |
| | 深痛 | 为内脏及身体深部接受器受刺激所导致的疼痛,发生慢而持续,定位不准确,对刺激分辨能力差 |
| 按疼痛的病理生理机制划分 | 躯体痛 | 由于皮肤和深部组织中损伤感受器的激活而产生的疼痛,如肿瘤骨转移痛,常表现为酸痛 |
| | 内脏痛 | 因内脏器官被浸润、压迫、膨胀或牵张所引起的疼痛,常表现为深部或挤压般疼痛,而且常被认为起源于远离病灶部位的皮肤局部 |
| | 神经痛 | 由肿瘤增长或癌症治疗所致的末梢或中枢神经系统受损引起的疼痛,表现为烧灼样或钳夹样阵发性疼痛,可伴有运动和感觉功能丧失 |

### 3.1.3 疼痛对机体的影响

疼痛对于机体是一种伤害警告，可以诱发机体产生一系列防御性反应，在一定程度上是有积极意义的。然而，持续而剧烈的疼痛会对人体产生危害，对各个系统和器官功能造成不良影响，引起严重的并发症（见表3.2）。

表 3.2 疼痛对机体的影响

| 分类 | 原理及表现 |
|---|---|
| 疼痛对心血管系统的影响 | 1. 疼痛导致肾上腺髓质释放的肾上腺素和去甲肾上腺素增加，后者与 α 和 β 受体相结合，产生交感神经兴奋的生理表现，如心率增快，血管收缩，血管外周阻力增加和心肌耗氧量增多。原有冠心病者可出现心肌缺血、心绞痛发作。<br>2. 疼痛激活肾素-血管紧张素-醛固酮系统，导致：①血管紧张素Ⅱ生成增多，血管收缩，血压增高，心脏后负荷加重，耗氧量增加，心肌缺血；②醛固酮分泌增加，肾脏排钠、排水减少，排钾增多，细胞外液增加，水钠潴留，心脏功能低下者可出现充血性心力衰竭。<br>3. 疼痛导致血液黏度增高，后微静脉毛细血管收缩，微循环瘀滞，血流速度减慢 |
| 疼痛对呼吸管系统的影响 | 1. 腹部或胸部的急剧疼痛可引起骨骼肌张力增加，肺顺应性降低，肺通气功能下降，导致缺氧和二氧化碳蓄积，时间长了可导致呼吸衰竭。<br>2. 疼痛会导致患者不敢深呼吸和咳嗽，无法及时咳出气管内分泌物，从而引起肺炎和肺不张。<br>3. 疼痛还会引起膈肌功能减弱，呼吸变浅，呼吸变快，肺活量下降 |
| 疼痛对消化管系统的影响 | 疼痛引起的交感神经兴奋可反射性地抑制胃肠道功能，使平滑肌张力降低而括约肌张力增高，肠蠕动减慢，出现肠麻痹、恶心、呕吐、消化不良，甚至可使胃肠道的细菌和毒素进入血液循环，从而诱发毒血症和败血症 |
| 疼痛对凝血的影响 | 1. 疼痛引起的应激反应可增强血小板黏附、聚集、释放功能，激活凝血系统，增加形成血栓的风险。<br>2. 疼痛应激导致凝血酶原、纤维蛋白原增高，纤维蛋白溶解功能降低，血液处于高凝状态。<br>3. 疼痛引起交感神经兴奋，儿茶酚胺水平增高，血管收缩，微循环血流速度明显减慢，血黏度增加，血液处于高黏滞状态，加剧凝血系统的激活。<br>以上这些对于之前已有心脑血管疾患、本身处于高凝状态以及长期卧床的临终老年人尤为不利，容易形成血栓，甚至引起致命性肺栓塞 |

表 3.2（续）

| 分类 | 原理及表现 |
| --- | --- |
| 疼痛对神经内分泌系统的影响 | 1. 疼痛能激活神经内分泌系统,引起多种激素和细胞因子(儿茶酚胺、皮质醇、血管紧张素Ⅱ、抗利尿激素、促肾上腺皮质激素、生长激素、胰高糖素等)过度释放,发生相应的病理和生理改变,最终导致血糖增高、水钠滞留。<br>2. 内源性儿茶酚胺还可使外周疼痛神经末梢敏感性增高,疼痛更剧烈,形成疼痛—儿茶酚胺释放—疼痛的恶性循环 |
| 疼痛对泌尿系统的影响 | 1. 疼痛导致膀胱平滑肌张力下降,出现排尿困难,尿潴留。<br>2. 疼痛还可导致垂体抗利尿素分泌增多,尿量变少,增加尿路感染概率 |
| 疼痛对免疫系统的影响 | 1. 疼痛应激能引起淋巴细胞减少、网状内皮系统抑制,使机体对迟发性过敏反应和 T 细胞依赖的抗体反应减弱。<br>2. 疼痛应激使内源性儿茶酚胺、糖皮质激素和前列腺素增加,导致免疫力下降,从而受感染和出现其他并发症的发生率增加 |
| 疼痛对心理的影响 | 1. 急性疼痛患者常有不悦、烦躁、焦虑、易怒、紧张、恐惧等情绪反应,处于激惹状态,极易向周围的人和事物发泄。<br>2. 慢性疼痛患者产生慢性应激,导致一系列生理心理变化,表现为情绪低落、抑郁、沮丧和绝望 |

## 3.1.4 临终疼痛的评估

临终老年人的疼痛评估在疼痛控制中起着十分重要的作用，照护人员需对临终老年人疼痛的来源、程度、性质、持续时间等要素作出综合判断，以此为依据，制定相应的治疗、照护措施。

### 3.1.4.1 疼痛评估的基本原则

（1）重视临终老年人的主诉。疼痛是一种主观体验，对于意识清醒的老年人，疼痛评估的金标准就是老年人的主诉。照护人员应鼓励老年人及其照顾者及时表达疼痛感受，根据其行为、表情的变化来评估疼痛程度。

（2）全面评估。疼痛评估收集资料时应尽量全面，可按照 PQRST 的顺序收集信息，其中 P 是促发和缓解因素（provoking or precipitating factors），Q 是疼痛的性质（quality of pain），R 是疼痛的部位及范围（radiation of pain），S 是疼痛的严重程度（severity of pain），T 是疼痛的时间因素（timing），包括疼痛发作时间、持续时间、减轻或加重时间。除此之外，还应了解伴随症状、治疗经过和效果、老年人精神状态、心理社会因素等。

（3）动态评估。在完成初步疼痛评估后，应加强沟通和巡视，对老年人疼痛发作情况、治疗效果及转归等实施动态评估，动态评估有利于了解疼痛的变化、镇痛治疗效果及不良反应，便于调整镇痛药的剂量，达到最佳镇痛效果。

### 3.1.4.2 疼痛评估的方法及工具

常用的疼痛评估方法有自我评估法、行为评估法和生理变化测试法。

（1）自我评估法。是根据临终老年人的自我疼痛感觉来测量疼痛的典型方法，主观性较强。分单维度评估法和多维度评估法，前者是基于患者的自我疼痛感觉来测量疼痛程度，后者既评估疼痛的情感及感觉方面，又全面评估疼痛的部位、强度、时间特性等，并观察评估疼痛对情绪、精神、日常活动、人际关系、睡眠质量的影响（见表3.3）。

**表3.3 疼痛的自我评估法**

| 分类 | 方法 | 特点 |
| --- | --- | --- |
| 单维度评估 | 视觉模拟法（Visual Analogue Scale，VAS） | 该方法是应用最为广泛的单维测量方法。VAS基本方法是运用一条长10厘米的线来反映患者的疼痛程度（如下图）。标尺正面是无刻度的10厘米长的滑道，两端分别标有“0”和“10”，“0”表示无痛，“10”代表难以忍受的最剧烈的疼痛。标尺背面有“0～10”的刻度。评估时将有刻度的一面背向患者，让患者在直尺上标出能代表自己疼痛程度的相应位置，评估人员根据背面的刻度直接读出疼痛程度指数。<br>VAS简单易行，具有较高的信效度，在表达疼痛强度时，是一种较少受到其他因素影响的测量方法。然而此方法需要运用抽象思维，划线时需要运用到一定的感觉、运动及知觉能力，并不适合文化程度较低或认知损害的老年人。VAS最大的不足是仅有对疼痛强度的测量，忽略了疼痛内涵的其他问题<br>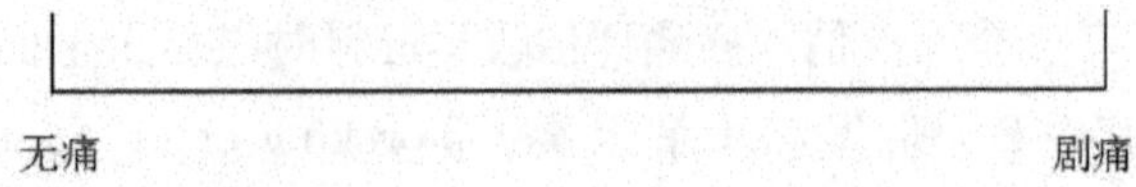<br>视觉模拟评分法 |

表 3.3 (续)

| 分类 | 方法 | 特点 |
|---|---|---|
| | 数字评分法(Number Rating Scale,NRS) | NRS 是用 0~10 的数字代表疼痛程度,0 为无痛,10 为最剧烈疼痛,数字越大,表示疼痛强度越大,使用时让患者自己圈出一个最能代表其疼痛程度的数字。评估标准:1~4 级为轻微疼痛,如不适、重物压迫感、钝性疼痛、炎性痛;5~6 级为中度疼痛,如跳痛和痉挛、烧灼感、挤压感和刺痛、触痛和压痛;7~9 级为严重疼痛,妨碍正常活动;10 级为无法控制的剧烈疼痛。NRS 具有较高信度与效度,易于记录,适用于文化程度相对较高的老年人<br>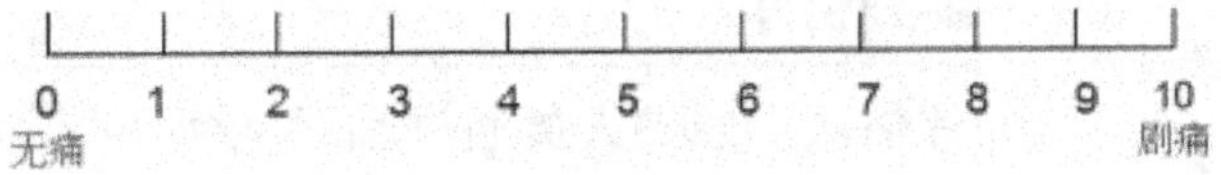<br><br>数字评分法 |
| | 主诉疼痛分级法(Verbal Rating Scales, VRS) | 由数个按照等级排列的描述疼痛的词语组成,常见的有四点口述分级评分法(VRS4)和五点口述分级评定法(VRS5),如 VRS5 将疼痛分为轻微疼痛、中度疼痛、重度疼痛、剧烈疼痛、无法忍受的疼痛五级,方法较简单但不精确 |
| | 长海痛尺评估法 | 长海痛尺是由第二军医大学附属第一医院研制的评估工具,该方法是将 NRS 和 VRS5 有机结合的一种疼痛评估方法,在 VRS5 的基础上,对疼痛标尺做出具体解释。该方法使病人更容易接受,结果相对准确,有助于减少疼痛评估误差 |
| | Wong-Banker 面部表情量表法 | 又称脸谱法,采用 6 种不同面部表情的脸谱来代表不同程度的疼痛,要求患者选择能够代表自己疼痛程度的脸谱。该方法简单直观,没有特定的文化背景或性别要求,适用于 3 岁及以上的患者,尤其适合急性疼痛、老年人、小儿、表达能力丧失者<br>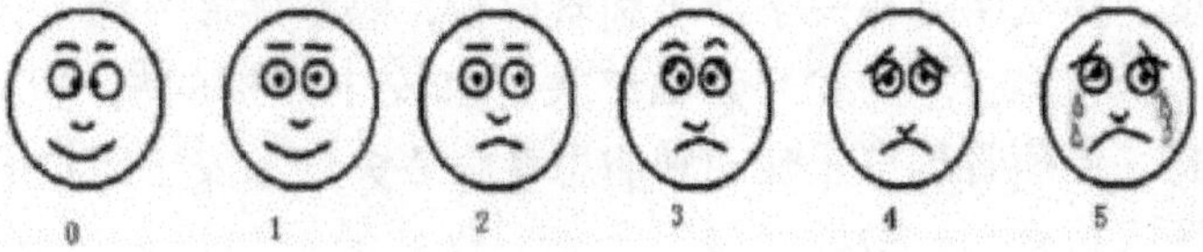<br><br>Wong-Banker 面部表情量表法 |
| | 体表面积评分法(Body Areas Rating Scale,BARS) | BARS 将人体表面分成 45 个区并标号,请患者将自己的疼痛部位标出,标出一个区计 1 个疼痛记分,未标出任何区计 0 分。标出区可用绿、红、蓝、黑涂盖,分别表示无痛、轻度疼痛、中度疼痛和重度疼痛。也可在标出区内用“—”“○”“□”和“△”分别表示无痛、轻、中、重度疼痛。另外,也可用此法还计算疼痛面积占体表面积百分比 |

表 3.3（续）

| 分类 | 方法 | 特点 |
| --- | --- | --- |
| 多维度评估 | 常见的多维度评估量表有简明疼痛调查量表（Brief Pain Inventory，BPI）、MPQ 法（Mc Neill Pain Questionnaire）、整体疼痛评估量表（Global Pain Scale，GPS）等 | MPQ 在 1997 年由 Meazel 创立，是众所周知的全面评估疼痛的多维测量工具，由 11 个感觉痛（跳痛、针刺样痛、刀割样痛、刺骨样痛、痉挛痛、咬痛、烧灼痛、剧烈痛、触痛、痛苦的痛、撕裂样痛）和 4 个情感类别（疲劳、厌倦、恐惧、痛苦的折磨）描述信息组成，并将每一项信息分分 0～3 四个等级，适用于老年人，包括轻、中度认知损害者 |

(2)行为评估法。照护人员通过临终老年人哭闹、惊叫、易受刺激、面部表情、言语表述、躯干运动、下肢运动等行为表现对疼痛加以评估。

(3) 生理变化测试法。照护人员通过监测临终老年人生命体征、呼吸方式、肌肉紧张度、掌心出汗情况来判断疼痛的程度。这种观察法常常受多种因素的影响，如照护人员的判断理解能力、临终老年人的个体差异等。

疼痛评估是规范疼痛照护的第一步，照护人员必须熟悉多种单维度和多维度量表的使用，结合年龄、文化程度等因素，对临终老年人的疼痛正确合理地评估与记录，才能准确制定照护方案和措施，真正缓解临终老年人的疼痛，提高生存质量。

## 3.1.5 临终疼痛控制

1986 年，WHO 正式出版了《癌症疼痛治疗》，作为癌症疼痛治疗指南，提出了口服用药、按时给药、按阶梯给药、个体化给药、注意个体细节等 5 项癌症疼痛治疗基本原则，得到各国肿瘤学术界以及政府管理部门的普遍赞同和支持。我国于 1990 年开始推行 WHO 癌症三阶梯止痛方案，相继出台多项政策和管理制度，多次举办相关学习班和研讨会，癌症疼痛治疗工作取得了明显的进展。

镇痛技术的发展为临终关怀和安宁照护的出现及发展提供了机会和关键支持，癌痛管理也是晚期肿瘤患者临终关怀和安宁照护的重要组成部分。但是，我国人口众多、地区发展不平衡，疼痛的控制远未达到令人满意的水平，如 2015 年中国癌症统计数据显示，全国仍然有约 70% 的癌痛患者未能接受有效的镇痛治疗，很多基层医师对于麻醉性镇痛药物仍然心存疑虑，社区用药需求增加与药师相对缺乏的矛盾突出等，因此，进一步推行和完善疼痛规范化治疗势在必行。

### 3.1.5.1 影响疼痛治疗的因素

(1) 医务人员。医务人员作为镇痛治疗的主要实施负责人员，如果存在对疼痛不在意或对镇痛工作不重视，对疼痛评估不准确，对药物镇痛及辅助用药知识不了解，均可影响临终老年人的疼痛治疗。

（2）药品供应。镇痛药物领取不方便、费用过高、未列入医疗保险基本用药范围等因素均会影响临终老年人及时使用止痛药物。

（3）临终老年人及家属抵触。临终老年人及家属因为宗教、社会观念或对疼痛管理知识缺乏，拒绝承认病情加重，担心过早用药后期无药可用，害怕阿片类药物成瘾，从而抵制镇痛治疗。

### 3.1.5.2 疼痛控制的目标

临终老年人疼痛控制的目标见表3.4。

**表3.4 疼痛控制的目标**

| 目标 | 内容 |
| --- | --- |
| 优化镇痛 | 在控制疼痛的过程中，应充分考虑药物的性质、半衰期、生物利用度以及作用时间，优化镇痛方案 |
| 药物不良反应最小化，避免不恰当给药 | 药物处方必须简单易行，根据实际需要，调整药物的剂量、类型和给药途径，选用药物不良反应最小方案 |
| 优化日常生活 | |
| 关注临终老年人的心理和情绪 | 照护人员应事先告知临终老年人疼痛的原因及其发展，鼓励老年人诉说疼痛症状、治疗效果和副作用，关注老年人的心理状态和情绪反应，给予心理支持 |

### 3.1.5.3 疼痛药物治疗的WHO三阶梯方案

（1）WHO三阶梯止痛治疗原则（见表3.5）

**表3.5 WHO三阶梯止痛治疗原则**

| 原则 | 内容 |
| --- | --- |
| 优先选用无创给药途径 | 包括口服给药、芬太尼透皮贴剂和直肠栓剂等，其中口服给药因具有方便应用、不受人员地点限制、能应对多发性疼痛、效果好、副作用小、耐受性及依赖性低等特点，是最好的给药途径 |
| 按时给药 | 指规律地、按规定的间隔时间给予镇痛药，下一次给药应在上一次给药药效消失之前，以维持有效血药浓度，保证疼痛连续缓解 |
| 按阶梯给药 | 根据疼痛程度，由轻到重，按顺序选择不同强度的镇痛药，最大限度减少药物依赖 |
| 个体化给药 | 选用阿片类药物应因人而异，根据疼痛的性质、强度、对生活的影响、药物耐受性、经济状况实施个体化给药。药物宜从小剂量开始，逐渐增加剂量直至疼痛缓解又无明显不良反应即可 |
| 注意具体细节 | 对使用镇痛药的患者，应注意观察用药反应，及时预防和处理不良反应，以获得最佳疗效和最小副作用，提高止痛效果 |

（2）常用的三阶梯止痛药物（见表3.6）。

**表3.6 常用的三阶梯止痛药物**

| 药物种类 | 特点及常用药物 |
| --- | --- |
| 非甾体类抗炎药 | 疼痛治疗的基础药物，对轻中度疼痛尤其对骨和软组织疼痛疗效较好，还可合并用药增加阿片类药物效果。缺点是此类药物有剂量极限性，即天花板效应。常见的非甾体类抗炎药有阿司匹林、布洛芬、醋氨酚、双氯芬酸钠等 |
| 弱阿片类镇痛药物 | 适合中度疼痛者使用。常用药物有可待因、右旋丙氧酚等，可待因效果更好 |
| 强阿片类镇痛药物 | 适用于中、重度疼痛者使用，无饱和剂量限制。常见的强阿片类止痛药有吗啡、芬太尼等 |
| 辅助用药 | 辅助用药可贯穿于整个三阶梯，分为两类：一是增强阿片类镇痛药镇痛作用，缓解因疼痛引起的焦虑、抑郁及烦躁；二是预防或减少各种镇痛药的毒性反应。常用的辅助镇痛药有三环类抗抑郁药（阿米替林、去甲阿米替林、多虑平），抗惊厥药物（加巴喷丁、奥卡西平、卡马西平），皮质激素类药（地塞米松、强的松）等。该类药物除皮质类固醇外起效均晚，一般约2周后生效，一旦用药切勿频繁更换 |

（3）三阶梯给药方案（见表3.7）。

**表3.7 三阶梯给药方案**

| 阶梯分类 | 适应证及常见药物 |
| --- | --- |
| 第一阶梯 | 轻度疼痛者应采用非阿片类镇痛药，如果有特殊指征，可加用辅助镇痛药。常见药物及剂量如下：<br>阿司匹林：又名乙酰水杨酸，口服后小部分在胃吸收，大部分在小肠吸收，吸收迅速、完全，0.5～2小时血药浓度达高峰。口服用量为0.3～0.6克/次，必要时每4～6小时一次。<br>布洛芬：又称异丁苯丙酸，口服吸收迅速，1～2小时血药浓度达峰值，对炎性疼痛效果好，比阿司匹林、保泰松、扑热息痛强，耐受良好。通常成人剂量为0.2～0.4克/次，每4～6小时一次，最大限量为2.4克/日。<br>醋氨酚：又名扑热息痛，口服后血药浓度在0.5～1小时达高峰，解热镇痛作用缓和、持久。口服剂量为0.25～0.5克，1日3～4次，每日量不宜超过2克 |

表 3.7(续)

| 药物种类 | 特点及常用药物 |
|---|---|
| 第二阶梯 | 中度疼痛或一阶段非阿片类药物效果欠佳者应使用弱阿片类止痛药,可加用一阶梯药物。常见药物及用量如下:<br>可待因:又称甲基吗啡,口服吸收快而完全,约 1 小时血药浓度达高峰,可用于中等程度疼痛的镇痛,镇痛作用为吗啡的 1/12 ~ 1/7,但强于一般解热镇痛药。剂量为 0.15 ~ 0.3 克,每 4 ~ 6 小时口服一次,合用阿司匹林或扑热息痛,可明显增强止痛作用。<br>右旋丙氧酚:常用的阿片类止痛药,用于治疗轻度至中度疼痛。口服后迅速吸收,起效快,多与解热镇痛药(如对乙酰氨基酚、阿司匹林)组成复方片剂 |
| 第三阶梯 | 重度疼痛或二阶段药物欠佳者应选用强阿片类止痛药,可辅助应用一、二阶段药物。阿片类药物不仅能镇痛,还能镇静和解除焦虑恐惧,大多数患者使用后可止痛满意,但易产生药物依赖性和耐药性。使用此类药物应充分考虑年龄、性别、身体状况、疼痛程度,实施个性化用药。常见药物及用量如下:<br>吗啡:WHO 推荐吗啡为重度疼痛的金标准用药,并把医用吗啡消耗量作为衡量一个国家癌痛治疗的重要评价指标。吗啡镇痛的特点是对内脏痛及深部软组织痛效果较好。吗啡用量的个体差异很大,在正确指导下"成瘾性"罕见。吗啡口服用药最易被患者接受,一般剂量为 5 ~ 200毫克,每 4 小时口服一次。如果首次用药量口服后患者止痛效果良好且嗜睡,则可减少第二次药物用量。反之则应增加第二次药物剂量或缩短间隔时间。如果使用缓释片,可每 12 小时服药一次。<br>芬太尼:芬太尼是纯阿片受体激动剂,镇痛效果明显,是吗啡的 80 ~ 100倍,但作用时间短,约 30 分钟。芬太尼缓释透皮贴剂是一种新型制剂,药物贴于皮肤后,存储在表皮层,经真皮层微循环达到全身,有效血药浓度一般可维持约 72 小时,止痛效果满意,副作用轻,很少有恶心、呕吐、便秘等胃肠道反应,病人有较好的警觉性和睡眠质量 |

#### 3.1.5.4　镇痛药物的给药途径和方法

镇痛药物的给药途径包括胃肠道途径和非胃肠道途径，前者如口服给药和直肠给药，后者包括皮下、静脉、穴位、硬膜外、蛛网膜下腔注射等。给药方法有间断给药（如口服、肌内和静脉注射）和持续给药（如静脉持续点滴）。临终前期，如患者能够自由活动和正常饮食，这个阶段药物以口服为佳。临终前一周左右，患者状况恶化，不能口服药物或者口服药物效果不佳时，可改为静脉给药，最好用镇痛泵给药或用微泵给药，从小剂量开始、逐步加量直到疗效满意，尽可能地避免肌肉注射和单次静脉给药，以维持稳定的血药浓度和避免血药浓度峰值带来副作用的风险。

### 3.1.5.5 镇痛药物的不良反应与处理

阿片类镇痛药的不良反应主要发生于用药初期及过量用药时，不良反应见表3.8。

**表3.8 阿片类镇痛药的不良反应与处理**

| 常见不良反应 | 特点 | 处理方法 |
|---|---|---|
| 便秘 | 阿片类药物最常见的不良反应,可长期存在,大多数患者需使用缓泻剂,预防和治疗便秘是阿片类药物镇痛治疗时不可忽视的问题 | 预防方法:多饮水,多摄取含纤维素的食物,适当活动;适量使用缓泻剂;养成良好的排便习惯。<br>治疗措施:减少阿片类药物剂量,合用其他镇痛药物;增加刺激性泻药的用药剂量;必要时灌肠 |
| 恶心呕吐 | 阿片类药物引起恶心呕吐的发生率约30%,呕吐程度个体差异较大,癌症患者既往化疗有严重呕吐反应者,初用阿片类药物容易产生恶心呕吐。恶心呕吐一般出现在用药第一周内,随着时间推移,症状会逐渐减轻,直至完全消失 | 预防方法:用药物第1周内,可予以胃复安等止吐药物预防。<br>治疗措施:轻度恶心者可选用胃复安、氯丙嗪或氟哌啶醇,重度者可应用恩丹西酮或格拉西酮。如果恶心呕吐持续1周以上,则需考虑减少用药剂量或更换阿片类制剂 |
| 嗜睡及过度镇静 | 使用阿片类药物最初几天内可出现轻度嗜睡,之后症状会逐渐消失。如果出现过度镇静症状,则应调整阿片类药物剂量,直至满意镇痛即可 | 预防方法:初次使用阿片类药物剂量不宜过高,剂量调整以25% ~50%幅度逐渐增加。<br>治疗措施:减少阿片类药物用药剂量,或少量多次用药;更换药物;改变给药途径;必要时给予兴奋剂治疗 |
| 尿潴留 | 同时使用镇静剂、腰麻术后、合并前列腺增生等因素可增加发生尿潴留的风险 | 预防方法:避免同时使用镇静剂;合理安排排尿,避免膀胱过度充盈。<br>治疗措施:利用听流水声、热水冲会阴、按摩膀胱区等方法诱导排尿;导尿;更换药物 |

表3.8（续）

| 常见不良反应 | 特点 | 处理方法 |
| --- | --- | --- |
| 瘙痒 | 发生率不高，常见于老年患者、皮肤干燥、晚期癌症、黄疸及糖尿病等患者 | 预防方法：保持皮肤清洁；加强皮肤护理，避免抓搔、使用强碱性肥皂以及强刺激性外用药，减少不良刺激。<br>治疗措施：轻度瘙痒者可使用护肤剂；瘙痒严重者，可适当用药。局部皮肤干燥可选用凡士林、羊毛脂或尿素脂等润肤剂及无刺激性止痒药。全身用药主要选择H1受体拮抗剂类的抗组胺药物，如苯海拉明、异丙嗪等。应注意该类药物与阿片类药物同时应用可增强镇静作用，因此，建议从小剂量开始，个体化调整用药剂量 |
| 眩晕 | 主要发生在使用阿片类药物初期，多见于晚期癌症、老年人、体虚、贫血等患者 | 预防方法：初次使用阿片类药物时剂量不宜过高。<br>治疗措施：轻度眩晕者随着时间推移可自行缓解；中重度眩晕者应酌情减少阿片类药物用量；严重者使用抗组胺类、抗胆碱能类、催眠镇静类药物以减轻症状 |
| 阿片类药物中毒及过高剂量 | 表现为不随时间改善的嗜睡症状、精神错乱、幻觉、肌阵挛及呼吸抑制 | 治疗措施：减少吗啡剂量，一旦出现中毒反应，立即停用吗啡；使用氟哌啶醇1.5～5毫克，睡前服用，可改善吗啡所致幻觉和精神错乱；保持呼吸道通畅，辅助或控制通气，使用阿片拮抗剂纳洛酮，解救呼吸抑制 |

非甾体类抗炎药的不良反应及处理方法见表3.9。

表3.9 非甾体类抗炎药的不良反应及处理

| 常见不良反应 | 特点 | 处理方法 |
| --- | --- | --- |
| 消化道溃疡、血小板功能障碍、过敏反应、肝功能障碍、肾毒性 | 发生率、严重程度与用药剂量有关 | 预防措施：选择合适的药物；长期用药者应限制用药剂量，一般最大剂量不超过推荐剂量的1.5～2.0倍；联合使用抗酸剂、H2受体拮抗剂、米索前列醇、奥美拉唑等药物，预防消化道溃疡防止合并症对用药的影响；避免使用两种及以上该类药物；定期检查血尿常规、肝肾功能等，监测毒性反应 |

辅助类药物的不良反应见表3.10。

**表3.10 辅助类药物的不良反应**

| 药物种类 | 常见不良反应 |
| --- | --- |
| 抗抑郁类药 | 口干、大便干燥、嗜睡、视觉模糊、排尿困难、尿潴留、震颤或癫痫发作等 |
| 抗惊厥类药 | 恶心呕吐、食欲不振、头痛、嗜睡、疲劳、共济失调、复视、眩晕、失眠、精神异常、低钠血症、皮疹、白细胞减少、肝损害、齿龈增生、骨质疏松及畸胎等 |
| 皮质激素类药 | 库欣综合征、出血倾向、痤疮、骨质疏松、肌萎缩、低钾血症、水钠潴留、血糖增高、欣快感、激动、疲劳、谵妄、定向障碍、抑郁、创口愈合不良、易感染等 |

## 3.1.6 临终疼痛的照护措施

疼痛的控制宜早不宜迟，临终老年人疼痛时间越长，感受越深，越难解除，照护人员一旦确定老年人有疼痛，即可开始实施以下照护措施（见表3.11）。

**表3.11 临终疼痛的照护措施**

| 照护措施 | 具体内容 |
| --- | --- |
| 准确评估疼痛 | 评估内容包括疼痛部位、性质、诱发与缓解因素、起始时间、持续时间、发作规律、临床症状与体征、对老年人日常生活与心理状态的影响、对镇痛治疗的反应等 |
| 解除刺激原 | 根据评估结果,找到引起疼痛的原因,解除疼痛刺激原 |
| 及时准确给药 | 针对已不具有根治可能性的临终老年人,止痛治疗是提高其生存质量的有效手段。照护人员应熟悉三级止痛方案及常用药物,遵医嘱、结合老年人的身体状况和疼痛治疗情况正确使用镇痛药物,做到以下几点:①诊断未明确之前不随意用药,防止掩盖病情,延误治疗;②遵医嘱,依据疼痛程度(轻度、中度、重度),合理有序地逐渐增强药物治疗;③掌握疼痛发作规律,尽量在疼痛发作前给药,药物用量小,效果好;④尽量将照护活动安排在药物起作用后的疼痛间歇期,便于临终老年人接受;⑤疼痛缓解或停止时应立即停药,减少药物副作用,防止产生耐药性 |
| 针灸止痛 | 根据临终老年人疼痛的部位,可采用不同穴位行针法或灸法,通过疏通人体经脉、调和气血达到止痛目的 |

表3.11（续）

| 照护措施 | 具体内容 |
| --- | --- |
| 松弛疗法 | 疼痛加剧时指导老年人放松，缓解紧张性疼痛，具体的做法如下：①短暂性疼痛可以闭上眼睛，采用长换气、打哈欠等动作来缓解疼痛；②持续性疼痛可以在以上动作的基础上屈膝屈髋平卧，放松腹肌、背肌，缓慢行腹式呼吸。也可闭目行深呼吸，深深地、慢慢地吸气，然后再慢慢呼气，循环进行，每次持续15～20分钟，每天3次 |
| 转移注意力 | 指导老年人通过听音乐、看书、聊天、闭目回忆等方式，转移对疼痛的注意力，从而达到减轻疼痛的效果 |
| 按摩 | 照护人员可以根据老年人对痛觉的敏感程度和承受为度，对其实施四肢按摩和足底反射区按摩，注意按摩的手法正确，动作缓慢轻柔而有节律，力度大小均匀合适 |
| 暗示疗法 | 任何临终老年人都会有一定程度的焦虑、抑郁等不良心理状态，不良的暗示可使临终老年人感觉疼痛加重，而良好的暗示则可使他们感觉疼痛减轻。照护人员可以使用诸如“您今天的气色好多了”“您真的很坚强”等鼓励的话语表示肯定和赞扬，促使老年人有好的心情，消除不良情绪，提高疼痛耐受力，从而达到减轻疼痛的效果 |
| 加强心理社会支持 | 建立良好照护关系，取得老年人及家属的信任。鼓励老年人说出自己的忧虑和痛苦，实施心理安慰，减轻心理压力。强调良好心态在治疗中的作用，使其调整心态，摆脱疼痛意境，淡化疼痛意念，提高疼痛耐受力 |
| 健康教育 | 老年人及家属存在很多认识的误区，如对疼痛采取逃避的态度，不愿意报告疼痛，对止痛治疗信心不足，害怕药物成瘾，仅在疼痛剧烈、忍无可忍时才使用止痛药物等。针对以上问题，照护人员需从以下几个方面展开宣教：①认识到控制疼痛的重要性，止痛治疗不仅能减轻痛苦，还有助于提高生活质量。②理解躯体依赖与药物依赖不同，阿片类药物导致的躯体依赖是一种机体的适应状态，并非成瘾，一般在突然停药、快速减药以及血药浓度降低时出现，表现为焦虑、烦躁、皮肤潮红、疼痛加重、卡他症状、发汗、恶心、腹部绞痛和腹泻等，可以通过缓慢减量、停药来避免。而通常大家说的“成瘾”，是指药物依赖，是一种心理异常的行为表现，表现为以追求精神享受为用药目的，用药失控、强迫性用药、不择手段和不由自主地渴望得到药物。疼痛者身体有强烈疼痛病灶，应用吗啡，首要目的是止痛，欣快感退居次要地位。而且目前推荐使用口服控释剂型，在胃肠道缓慢释放、吸收，不会造成血药浓度迅速上升，不易导致欣快感，因此是安全的。③及时、按时服药，在疼痛开始时，及时服药，按时服药维持血药浓度，以达最好的疗效。④了解止痛药物的副作用，积极预防和及时处理。⑤加强疼痛的自我管理 |

# 3.2 压疮护理

## 3.2.1 压疮的概述

压疮又称压力性溃疡，是身体局部组织长期受压，血液循环障碍，持续缺血、缺氧，营养不良而致组织溃烂坏死。压疮的发生常常是压力、剪切力和（或）摩擦综合作用的结果。压疮是卧床老年人最常见的问题，能否有效避免压疮的发生已成为评价照护质量的重要评价项目之一。临终老年人一旦发生压疮，更容易出现骨髓炎、蜂窝织炎、菌血症、败血症等并发症，增加临终老年人的痛苦，甚至加速死亡进程，因此，预防及护理压疮是老年人安宁照护中非常重要的一项工作。

## 3.2.2 压疮的危险因素分析

压疮的危险因素分析见表 3.12。

**表 3.12 导致压疮的危险因素**

| 分类 | 因素 | 说明 |
| --- | --- | --- |
| 外部因素 | 力学因素 | 1. 压力:持续压力作用是引起压疮最重要的原因,一旦超过皮肤毛细血管的最大承受力(16 ~ 32mmHg)和最大承受时间(2 ~4 小时),就会造成皮肤组织局部缺血缺氧坏死,引起压疮。<br>2. 剪切力:剪切力的产生与体位密切相关,大多发生在老年人取坐位或半坐卧位时。当老年人的骨骼与深层组织因重力向下滑行时,表层组织却因摩擦力仍停留在原处,两层相邻组织产生相对移位而形成剪切力,造成局部组织血液循环障碍,引发压疮。<br>3. 摩擦力:指老年人的皮肤与衣物、床褥等相互移位时而产生的力,主要作用于皮肤的表层,易损坏角质层,增加压疮发生的几率 |
| | 皮肤潮湿 | 皮肤长时间受汗液、大小便、伤口渗液的刺激,会降低皮肤角质层的防御能力,容易发生皮肤破溃,诱发压疮发生 |
| 内部因素 | 年龄 | 老年人是压疮发生的高危人群。随着年龄的增长,老年人认知、感觉功能减退,皮肤弹性变差,皮下脂肪萎缩,血液循环功能下降,压疮发生的危险系数会增高 |
| | 营养状况 | 临终老年人营养不良会导致皮肤脂肪组织变薄,肌肉萎缩,受压的骨隆突处缺少保护,易产生血液循环障碍而发生压疮,且不易愈合 |

表3.12（续）

| 分类 | 因素 | 说明 |
|---|---|---|
| 内部因素 | 全身性疾病 | 慢性疾病（如糖尿病、贫血等疾病）可造成组织灌注不足，增加压疮发生的风险 |
| | 应激反应 | 当机体受到创伤或精神压力，机体会产生一系列应激反应，导致代谢紊乱，免疫力下降，进而增加压疮发生的风险 |

①1 mmHg≈133.32Pa。

### 3.2.3 压疮的好发部位

压疮好发于长期受压且缺乏脂肪组织保护、无肌肉包裹或肌层较薄的骨隆突处。根据老年人卧位的不同，压疮的好发部位也不同，具体见表3.13。

表3.13 压疮好发部位

| 体位 | 好发部位 |
|---|---|
| 仰卧位 | 枕骨隆突处、肩胛、肘部、脊椎体隆突、足跟处，其中骶尾部是最易发生压疮的部位 |
| 俯卧位 | 肩峰部、肋缘突出部、髂前上棘、膝前部、足趾等 |
| 侧卧位 | 耳廓、肩峰、髋部、大转子、膝部（内髁、外髁）、踝部（内踝、外踝）等 |
| 坐位 | 坐骨结节 |

### 3.2.4 压疮的分期及表现

压疮的分期及表现见表3.14。

表3.14 压疮的分期及表现

| 分期 | 表现 |
|---|---|
| Ⅰ期：淤血红润期 | 为压疮初期。骨突部位的皮肤受压，暂时血液循环障碍，出现完整伴有压之不褪色的局限性红斑，表现为红、肿、热、麻木或触痛 |
| Ⅱ期：炎性浸润期 | 局部继续受压，血液循环未得改善，静脉回流受阻，受压部位呈紫红色，有皮下硬节和（或）水疱形成。水疱破溃后，可见潮湿红润的创面，痛感明显 |
| Ⅲ期：浅度溃疡期 | 静脉血回流严重受阻，局部淤血导致血栓形成，组织缺血、缺氧。表皮水疱破溃后出现真皮层组织感染，浅层组织坏死，溃疡形成 |
| Ⅳ期：坏死溃疡期 | 坏死组织发黑，脓性分泌物增多，有臭味，可向深部扩散，甚至到达骨骼，更严重者还可出现脓毒败血症 |

### 3.2.5 压疮的评估

（1）评估的目的。判断临终老年人是否存在引起压疮的危险因素以及危险程度，以便采取有效的预防措施。

（2）评估的内容。①老年人的身体状况：年龄、意识状态、病情、皮肤营养状况（弹性、颜色、温度、感觉）、躯体活动度、感知觉功能、皮肤潮湿程度等；②结合老年人的不同卧位，重点察看骨隆突处和受压部位皮肤情况，如有无红肿、水泡、破溃、感染等；③评估压力、剪切力和摩擦力情况。

（3）评估的方法。采用询问、观察和检查的方法进行评估。

（4）评估工具。

①Braden 压疮危险因素评分表（见表 3.15）。由 Braden 和 Bergstrom 两位博士于 1987 年研发，是常见的评估工具之一。此量表从感觉、潮湿度、活动度、移动能力、营养摄入、摩擦力和剪切力等 6 个方面进行压疮危险因素评估，每项 1 ~4 分，得分越低表明发生压疮的危险性越高。结果解释：15 ~ 18 分为轻度危险；13 ~ 14 分为中度危险；10 ~ 12 分为高度危险；小于 9 分为严重危险。

表 3.15 Braden 压疮危险因素评分表

| 项　目 | 4 分 | 3 分 | 2 分 | 1 分 |
|---|---|---|---|---|
| 感觉 | 未受损 | 轻微受损 | 非常受损 | 完全受损 |
| 潮湿 | 很少潮湿 | 偶尔潮湿 | 经常潮湿 | 持续潮湿 |
| 活动度 | 经常行走 | 偶尔行走 | 局限于椅 | 卧床不起 |
| 移动能力 | 不受限 | 轻度受限 | 非常受限 | 完全不能 |
| 营养摄入 | 营养丰富 | 充足 | 可能缺乏 | 非常缺乏 |
| 摩擦力和剪切力 | 无任何问题 | 无明显问题 | 有潜在问题 | 有问题 |

②Norton 量表（见表 3.16）。Norton 量表也是广泛应用的压疮风险评估工具之一，适用于评估老年患者。该量表采用 Likert 4 级评分，从身体状况、精神状况、活动力、移动力、失禁情况 5 方面评估压疮风险程度。每项分值为 1 ~4 分，总分分值为 5 ~ 20 分，得分越低，发生压疮的危险越大。一般认为评分小于等于 14 分，提示压疮发生危险性高。评分在 12 ~ 14 分之间提示中度危险，评分小于 12 分则表示高度危险。

表 3.16 Norton 压疮危险因素评分表

| 项　目 | 4 分 | 3 分 | 2 分 | 1 分 |
|---|---|---|---|---|
| 身体状况 | 好 | 一般 | 差 | 非常差 |
| 精神状况 | 清醒 | 淡漠 | 模糊 | 昏迷 |

表3.16（续）

| 项　目 | 4分 | 3分 | 2分 | 1分 |
|---|---|---|---|---|
| 活动能力 | 可走动 | 需要帮助 | 依赖轮椅 | 卧床不起 |
| 移动能力 | 移动自如 | 轻度受限 | 重度受限 | 移动障碍 |
| 失禁情况 | 无 | 偶然 | 经常 | 完全失禁 |

## 3.2.6　压疮的预防

大部分的压疮是可以预防的，照护人员需做到以下几点，以最大限度减少压疮的发生（见表3.17）。

表3.17　压疮的预防措施

| 预防措施 | 内容 |
|---|---|
| 减少局部长期受压 | 1. 保持床铺清洁、干燥、平整。<br>2. 对活动受限或卧床老年人定时被动变换体位。翻身间隔时间视老年人病情及受压处的皮肤情况而定,常规是2小时翻身一次。建立翻身记录卡,以保证翻身准确性。注意观察局部皮肤有无发红、水肿、皮肤温度降低等情况,如果发现骨骼隆起处皮肤持续呈现红色,可缩短翻身间隔时间,调整为1小时甚至30分钟翻身一次。<br>3. 长期卧床老年人使用交替式充气床垫,使身体受压部位交替着力。<br>4. 使用轮椅的老年人,轮椅座位上增加4～5厘米厚的海绵垫,并且每15分钟抬起身体1次,变换坐位着力点。<br>5. 利用加垫软枕,支撑身体空隙处,扩大支撑面积,减少局部压力。<br>6. 避免摩擦力和剪切力。照护老年人时,避免拖、拉、推等动作,以免损伤老年人的皮肤。半卧位时,床头抬高不宜超过30°,避免产生剪切力 |
| 保护皮肤 | 1. 保持皮肤清洁。选用温水或弱酸性的沐浴露,尽量避免使用碱性肥皂及含酒精用品,避免用力揉搓。<br>2. 加强护肤。清洁皮肤后使用适量润肤乳液,防止皮肤干燥。对于大小便失禁的老年人,应保持会阴清洁,及时清洗,涂油剂保护肛周。对于汗液较多的老年人,应及时擦干,更换衣裤,避免潮湿。<br>3. 促进皮肤血液循环。对卧床老年人进行肢体的主动或被动ROM练习,采用温水擦浴、按摩等方式促进皮肤血液循环,注意防止烫伤,避免对骨突处皮肤和已发红皮肤进行按摩,以免加重皮肤损害 |
| 改善营养 | 尽可能摄入更多的营养,提高抵抗力。鼓励老年人摄入高热量、高蛋白、高纤维素、高矿物质饮食,少食多餐,改善营养状态 |

### 3.2.7 压疮的治疗及护理

压疮的治疗及护理措施见表3.18。

表3.18 压疮的治疗及护理措施

| 治疗及护理措施 | 内容 |
| --- | --- |
| 评估伤口 | 评估伤口的位置、类型、大小、级别、颜色、周围皮肤状况、感觉、渗液、渗液性状并记录,监测伤口愈合进展 |
| 清创 | 去除坏死组织和分泌物,清洁伤口,促进伤口的愈合。注意手法要轻柔,防止损伤新的肉芽组织 |
| 换药 | 选择保湿敷料,如透明膜、水胶体、水凝胶等,形成适宜环境,促进新生上皮细胞覆盖伤口,从而逐渐愈合 |
| 控制感染 | 护理伤口时,注意使用无菌器械和敷料,注意手部卫生,防止感染和败血症 |
| 减轻疼痛 | 清洁伤口时,避免用含细胞毒素或刺激性的化学用品,及时清除伤口渗液,减轻伤口压力。小心撕开胶纸,轻柔地清洁伤口边缘,减少受损部位的压力。固定伤口的部位,增加舒适感。遵医嘱给予止痛药 |
| 其他措施 | 电流刺激、高压氧疗、激光治疗、超声波疗法、外敷用药及全身用药等 |

### 3.2.8 压疮预防操作

预防临终老年人发生压疮的操作流程见表3.19。

表3.19 预防临终老年人发生压疮的操作流程

| 内容 | | 操作步骤 |
| --- | --- | --- |
| 操作前准备 | 环境准备 | 关闭门窗,拉上窗帘,调节室温,冬季至24~26℃ |
| | 照护人员准备 | 衣帽整洁、清洗并温暖双手 |
| | 物品准备 | 床挡、软枕数个、脸盆(内盛温水)、毛巾、翻身记录单、笔 |

表3.19(续)

| 内容 | | 操作步骤 |
|---|---|---|
| 操作过程 | 评估及沟通 | 核对老年人床号、姓名,查看翻身卡,解释操作的目的、方法和注意事项,以取得配合 |
| | | 评估老年人营养状态、局部皮肤状态、躯体活动能力、有无水肿、有无大小便失禁等 |
| | 协助翻身 | 拉起床挡 |
| | | 将老年人近侧手臂放于枕,掀开被角边,远侧手臂放于胸前 |
| | | 在盖被内将远侧下肢搭在近侧下肢上 |
| | | 扶住老年人肩和髋部,轻轻地向近侧翻转,使老年人侧卧 |
| | | 双手环抱住老年人臀部移至床中线,老年人面向照护人员 |
| | 放置软枕 | 胸前放置软枕,上侧手臂搭于软枕上,小腿中部垫软枕 |
| | 检查背部 | 掀开盖被,检查老年人背部及臀部皮肤完整性 |
| | 擦背 | 用温热毛巾擦净背部、臀部汗渍 |
| | 按摩 | 按摩受压骨隆突处皮肤,促进血液循环 |
| | 整理 | 拉平上衣,必要时更换 |
| | | 用软枕支撑背部,盖好被子 |
| | | 整理床单位,被褥平整干燥无皱褶 |
| | | 洗净双手 |
| | 记录 | 记录翻身时间、体位、皮肤情况(潮湿、压红、压红消退时间、水疱、破溃、感染等),有异常及时报告 |
| 注意事项 | | 翻身间隔时间常规是2小时,如果发现骨骼隆起处皮肤持续呈现红色,可缩短为1小时甚至30分钟翻身一次 |
| | | 翻身时动作应轻、缓,以免引起老年人不适 |
| | | 挪动老年人时,应抬起老年人臀部,避免拖、拉、推等动作 |
| | | 记录应连续而准确 |

# 3.3 病情观察与护理

## 3.3.1 发热

发热是指各种原因引起体温调节中枢功能紊乱，机体产热大于散热，体温增高超出正常值的现象。

### 3.3.1.1 正常体温及生理变化

人体体温的产生源于体内物质代谢过程中所释放出来的能量，而相对稳定的体温是进行新陈代谢和生命活动的必要条件。位于人体下丘脑的体温调节中枢负责调节人体产热量与散热，从而保持体温平衡。

人体各部温度存在一定差异，一般可以分为体核温度和体表温度，前者指机体内部心、肺、脑、肝、肠、肾等脏器的温度，后者指人体皮肤、皮下组织和肌肉等处的温度。为方便测量，通常采用直肠、口腔和腋窝等处的温度来代表体温。由于直肠温度最接近脏器温度，临床上常常用其代表体核温度，正常值为36.5～37.7℃。口腔的温度略低于直肠温度，正常值为36.3～37.2℃。腋窝温度测量最为方便，为最常使用的测量方法，代表了体表温度，正常值为36.0～37.0℃。

人体的体温在一昼夜间呈现周期性波动，清晨最低、午后偏高，日波动幅度不超过1℃。不同个体间的体温也有差异，年龄、性别、活动程度、药物、情绪、环境等内外因素都会影响体温。

### 3.3.1.2 发热的原因和机制

发热机制较复杂，基本环节可认为发热激活物进入体内，激活产生内生致热原细胞，释放内生致热原，穿过血脑屏障入脑，作用于下丘脑体温调节中枢，使得体温调定点上移，通过调节效应器，导致机体产热大于散热，体温增高超过正常值。

导致发热的原因可以分感染性和非感染性因素，以前者较常见（见表3.20）。

**表3.20 导致发热的因素**

| 分类 | 因素 |
| --- | --- |
| 感染性因素 | 病毒、细菌、支原体、立克次体、螺旋体、真菌、寄生虫等 |
| 非感染性因素 | 1. 组织损伤和坏死物质吸收，如癌性发热。<br>2. 抗原－抗体反应，如风湿热、血清病、药物热、结缔组织病等。<br>3. 内分泌与代谢障碍。<br>4. 体温调节中枢功能障碍，如中暑、安眠药中毒、脑出血或颅脑外伤等。<br>5. 自主神经功能紊乱，如女性怀孕初期或月经前发热、精神紧张发热、剧烈运动后发热等 |

### 3.3.1.3 发热的表现

（1）发热程度。以口腔温度为例，按发热高低可分为：①超高热，41℃以上；②高热，39.1～41℃；③中等度热，38.1～39℃；④低热，37.3～38℃。

（2）发热过程及表现（见表3.21）。

**表3.21 发热过程及表现**

| 发热过程 | 表现 |
|---|---|
| 前驱期 | 这一阶段根据病因不同，表现和持续时间各异，多数表现为全身不适、乏力、头痛、四肢酸痛和食欲不振等 |
| 体温上升期 | 体内产热大于散热，体温上升。表现为皮肤苍白、毛孔收缩、寒战等。体温上升分为骤升和渐升，前者多见于肺炎球菌性肺炎和疟疾等，后者多见于伤寒 |
| 高热期 | 体内产热与散热基本持平，体温维持在较高水平，表现为皮肤潮红灼热、呼吸增快，心跳加速等。持续时间随病因不同而异，如疟疾仅数小时，肺炎球菌肺炎为数天，而伤寒可达数周 |
| 体温下降期 | 体内散热大于产热，体温下降。表现为皮肤潮湿和多汗。体温下降分为骤降和渐降，前者体温在数小时内降至正常，多见于疟疾、肺炎球菌肺炎等，后者体温在数天内降至正常，多见于伤寒、风湿热等 |

（3）发热热型。将老年人发热时的体温绘制在体温单上所呈现的不同曲线类型称为热型，常见的热型如表3.22所示。

**表3.22 发热热型**

| 热型 | 表现 | 常见疾病 |
|---|---|---|
| 稽留热 | 体温维持在39～40℃以上，维持数天或数周，24小时内体温波动范围不超过1℃ | 伤寒、肺炎球菌性肺炎等 |
| 弛张热 | 体温持续升高，常高于39℃，24小时内波动范围超过1℃，均高于正常水平 | 败血症等 |
| 间歇热 | 体温骤升，持续数小时后又迅速降低至正常水平，间歇期持续1天至数天，高热期间歇期反复交替出现 | 疟疾等 |
| 不规则热 | 体温曲线无规律可循 | 流行性感冒、癌性发热等 |

### 3.3.1.4 发热的照护措施

（1）加强病情观察。观察临终老年人的神志、生命体征、末梢循环和出入量的变化，每间隔4～6小时测量一次体温，直至体温正常后3天，改为每天测量一次。及时观察体温变化幅度、发热特点及伴随症状，警惕退热过程中的虚脱现象。

（2）物理降温 。为临终老年人进行物理降温时不宜在短时间内将体温降得过低，在退热过程当中及时补充水分，防止虚脱，常见的物理降温方法如表3.23所示。

**表3.23 物理降温法**

| 方法 | 内容 |
| --- | --- |
| 冰敷 | 体温超过39.0℃，可用冰帽、冰袋置于前额、腋窝、腹股沟、腘窝处 |
| 温水擦浴 | 体温超过39.5℃时，可使用32～35℃温水擦浴，对寒战、四肢末梢厥冷者，可减少寒冷刺激所致的血管收缩。擦浴时从上至下，由耳后颈部开始，直至患者皮肤微红，体温降至38.5℃左右。对伴有皮肤感染或有出血倾向者，不宜行皮肤擦浴 |
| 乙醇擦浴 | 体温超过39.5℃时，可使用30℃左右的25%～35%乙醇擦浴。一般不宜在胸腹部进行乙醇擦浴，以防止内脏器官充血，引起不适和并发其他疾病。对于体质虚弱的老年人不建议乙醇擦浴 |
| 低温灌肠法 | 无低血压、意识清楚的中枢高热患者可用冰生理盐水100毫升灌肠 |

（3）药物降温。当物理降温效果不理想时可以遵医嘱采用药物降温，通过控制肌肉震颤，降低机体代谢，扩张周围血管，减少产热和利于散热，降低体温。用药后应及时补充水分和营养，防止虚脱。病情严重者可采用人工冬眠法，使用异丙嗪50毫克、氯丙嗪50毫克、哌替啶100毫克全量或半量静脉滴注。此种药物可引起血压下降，使用前应补足血容量，纠正休克，使用中检测血压的变化。

（4）加强营养支持。鼓励临终老年人摄入低脂、高蛋白、高维生素、易消化的流质或半流质食物。每天补充水分2500～3000毫升，不能经口者可行静脉补充。

（5）增进舒适与安全。每天开窗通风30分钟以上，保持室内空气新鲜，注意防止着凉。保持皮肤清洁干燥，出汗时及时擦干，更换干净衣被，定时翻身，预防压疮。烦躁惊厥老年人应注意约束四肢，防止坠床。

#### 3.3.1.5 常见的照护操作

（1）为临终老年人测量体温。

① 体温计的种类见表3.24。

**表3.24 体温计的种类**

| 种类 | 特点 |
| --- | --- |
| 水银体温计 | 水银体温计是最为常见的体温计，数值最准确。体温计一端内装水银，测量时水银受热膨胀从储汞槽升入有刻度的玻璃细管，同时，连接处的狭窄部分可防止水银自动降落，便于准确读数。根据测量部位不同，又可分为肛温计（身圆头粗）、腋温计（身扁头细）、口温计（身圆头细）三种 |

表3.24（续）

| 种类 | 特点 |
| --- | --- |
| 电子体温计 | 电子体温计是近年来广泛应用的新产品,利用某些物质的物理参数与环境温度之间的确定关系,将体温以数字的形式显示出来,测量时间短,读数方便,对人体无害,携带方便 |
| 多功能红外体温计 | 包括耳温计和额温计,测量时间短,方便快捷,非接触地实现对人体温度的测量,非常适合急重病患者、老年人、婴幼儿等使用。数值受环境温度影响较大,准确性不及水银体温计 |

②体温测量的种类及适用范围见表3.25。

表3.25　体温测量种类及适用范围

| 种类 | 适用范围 |
| --- | --- |
| 腋温 | 适合昏迷、口鼻手术、肛门手术、腹泻的老年人。过于消瘦、腋下多汗、腋下有炎症、创伤或手术的老年人不宜使用该方法 |
| 口温 | 适用于清醒、合作,口鼻无疾患的老年人。精神异常、昏迷、口鼻腔手术、经口呼吸以及不合作的老年人,不宜测口温 |
| 肛温 | 适用于昏迷老年人。直肠或肛门手术、腹泻以及心脏疾患老年人不宜使用直肠测温法 |

③为临终老年人测量体温的操作流程见表3.26和表3.27。

表3.26　为临终老年人测量腋温的操作流程

| 内容 | | 操作步骤 |
| --- | --- | --- |
| 操作前准备 | 环境准备 | 环境安静整洁,温湿度适宜 |
| | 照护人员准备 | 衣帽整洁,清洗并温暖双手,戴口罩 |
| | 物品准备 | 腋温计1支(盛放在垫有纱布的容器中)、带盖容器(内置配制好的消毒液)、消毒纱布、体温记录单、记录笔和表 |

表 3.26（续）

| 内容 | | 操作步骤 |
|---|---|---|
| 操作过程 | 评估及沟通 | 核对老年人床号、姓名，解释操作的目的，以取得配合 |
| | | 评估老年人的意识状态、身体状况、肢体功能，确定 30 分钟内未喝冷热饮、剧烈运动、情绪激动、洗澡 |
| | 检查体温计 | 检查体温计无破损，水银柱读数在 35℃以下 |
| | 测量体温 | 解开衣扣，协助老年人擦干腋下汗液 |
| | | 将体温计水银端放在老年人腋窝深处并贴紧皮肤，屈臂过胸，上臂夹紧，防止体温计脱落 |
| | | 测量时间为 10 分钟 |
| | 读取体温 | 手拿体温计尾部（非水银端），眼与体温计刻度保持同一水平，转动体温计直至看见水银柱对应的数值，读出温度 |
| | | 将体温计放入带盖消毒盒内 |
| | 整理 | 帮助老年人系好衣扣，整理床单位 |
| | | 体温计按要求消毒 |
| | | 洗手 |
| | 记录 | 记录体温测量方法、体温值、降温措施等 |
| 注意事项 | | 甩表时注意勿触及他物，防破碎 |
| | | 测量过程夹紧手臂，防止体温计脱落 |
| | | 若体温计破碎，水银外流，应立即采取安全的方法处理 |
| | | 体温计用后按要求及时消毒，防止交叉感染 |

表 3.27　为临终老年人测量口温的操作流程

| 内容 | | 操作步骤 |
|---|---|---|
| 操作前准备 | 环境准备 | 环境安静整洁，温湿度适宜 |
| | 照护人员准备 | 衣帽整洁，清洗并温暖双手，戴口罩 |
| | 物品准备 | 口温计 1 支（盛放在垫有纱布的容器中）、带盖容器（内置配制好的消毒液）、消毒纱布、体温记录单、记录笔和表 |

表 3.27（续）

| 内容 | | 操作步骤 |
|---|---|---|
| 操作过程 | 评估及沟通 | 核对老年人床号、姓名，解释操作的目的，以取得配合 |
| | | 评估老年人的意识状态、身体状况、肢体功能，确定30分钟内未喝冷热饮、剧烈运动、情绪激动、洗澡 |
| | 检查体温计 | 检查体温计无破损，水银柱读数在35℃以下 |
| | 测量体温 | 嘱老年人张开嘴 |
| | | 将口温计水银端斜放于老年人舌下（舌系带两侧），闭唇，用鼻呼吸，勿用牙咬 |
| | | 测量时间为3分钟 |
| | 读取体温 | 手持体温计尾部（非水银端）取出体温计，擦净，眼与体温计刻度保持同一水平，转动体温计直至看见水银柱对应的数值，读出温度 |
| | | 将体温计放入带盖消毒盒内 |
| | 整理 | 整理床单 |
| | | 体温计按要求消毒 |
| | | 洗手 |
| | 记录 | 记录体温测量方法、体温值、降温措施等 |
| 注意事项 | | 甩表时注意勿触及他物，防破碎 |
| | | 若体温计破碎误吞水银，应立即清除口腔玻璃碎屑，服用蛋清或牛奶延缓水银的吸收，病情允许时可服用大量粗纤维食物加速水银的排出 |
| | | 体温计用后按要求及时消毒，防止交叉感染 |

（2）为临终老年人使用冰袋降温。

①冰袋的使用方法。冰袋降温可将冰袋放置于前额、头顶或体表大血管处，使用时间为10～30分钟，使用时注意观察用冷部位皮肤状况，如果出现苍白、青紫、灰白、颤抖、疼痛或有麻木感应立即停止使用。

②使用禁忌证。组织破损及慢性炎症；局部血液循环障碍；冷过敏。

③禁忌用冷部位见表3.28。

**表 3.28 禁忌用冷部位及原因**

| 禁忌用冷部位 | 原因 |
|---|---|
| 枕后、耳廓、阴囊处 | 用冷后容易引起冻伤 |
| 心前区 | 用冷后会导致反射性心率减慢和心律失常 |
| 腹部 | 用冷后引起腹泻 |
| 足底 | 用冷后足底末梢血管收缩影响散热，而且会反射性地引起冠状动脉一过性收缩，诱发心绞痛 |

④为临终老年人使用冰袋的操作流程见表 3.29。

**表 3.29 为临终老年人使用冰袋的操作流程**

| 内容 | | 操作步骤 |
|---|---|---|
| 操作前准备 | 环境准备 | 环境安静整洁，关门窗，调节温湿度适宜，必要时屏风遮挡 |
| | 照护人员准备 | 衣帽整洁，清洗并温暖双手 |
| | 物品准备 | 物品：橡胶冰袋、布套、帆布袋、木槌、勺子、橡胶圈、盆内盛冰块 |
| | | 准备冰袋：将冰块装入帆布袋，槌碎，倒入盆中，加冷水去棱角，将碎冰装入冰袋中至 1/2 ～ 2/3 满，排出空气，夹紧冰袋口，擦干，检查无漏水，装入布套备用 |
| 操作过程 | 评估及沟通 | 核对老年人床号、姓名，解释操作的目的，以取得配合 |
| | | 评估老年人的身体状况和体温水平 |
| | 放置冰袋 | 将冰袋置于前额、头顶以及体表大血管处（腹股沟、腋下） |
| | | 询问老年人感受，观察冰袋情况及局部皮肤颜色，有无冻伤 |
| | | 及时更换冰袋 |
| | 复测体温 | 物理降温 30 分钟后复测体温，观察降温效果 |
| | 整理 | 取出冰袋，整理床单位，舒适卧位 |
| | | 将冰袋冰水倒空，倒挂晾干，放于通风阴凉处。为防橡胶粘连，可吹入空气后夹紧袋口。清洗袋套，晾干备用 |
| | | 洗手 |
| | 记录 | 记录使用冰袋的时间、降温后体温的变化等 |

表 2.29（续）

| 内容 | 操作步骤 |
| --- | --- |
| 注意事项 | 使用冰袋过程中注意观察用冷部位皮肤状况，如果出现苍白、青紫、灰白、颤抖、疼痛或有麻木感应立即停止使用 |
| | 为老年人降温宜平稳，降温后体温不低于36℃，如有异常及时报告 |
| | 使用冰袋用前检查有无破损和渗漏 |

（3）为临终老年人行温水擦浴降温。

①温水擦浴的目的。使用低于皮肤温度的温水进行擦浴，通过传导散热；通过按摩刺激血管被动扩张，促进散热。

②水温设定为32 ~ 34℃。

③擦拭部位。重点部位为腋下、掌心、腹股沟、腘窝、脚心等，擦拭时间可稍长，有利降温。禁擦部位为胸前区、腹部、颈后等，防止引起不良反应。

④擦拭时间为15 ~20 分钟。

⑤操作流程见表3.30。

表3.30 为临终老年人行温水擦浴降温的操作流程

| 内容 | | 操作步骤 |
| --- | --- | --- |
| 操作前准备 | 环境准备 | 环境安静整洁，关门窗，调节温度在24℃左右，屏风遮挡 |
| | 照护人员准备 | 衣帽整洁，清洗并温暖双手 |
| | 物品准备 | 盆内盛32 ~ 34℃温水，小毛巾2块，大毛巾、冰袋、热水袋、布套2个，屏风，干净衣裤1套，体温计，体温记录单、笔 |
| 操作过程 | 评估及沟通 | 核对老年人床号、姓名，解释操作的目的，以取得配合 |
| | | 评估老年人的身体状况和体温水平 |
| | 实施擦浴 | 将冰袋置于前额或头顶 |
| | | 松开老年人盖被，将热水袋置于老年人脚下 |
| | | 协助老年人露出擦拭部位，垫大毛巾，拧干小毛巾，在手上缠成手套式，按顺序以离心方向边擦边按摩。<br>上肢：自颈部沿对侧上臂外侧擦至手背，自对侧胸部经腋窝内侧至手心，同法擦拭近侧上肢。<br>背部：协助老年人侧卧，自颈向下擦拭全背部，穿好衣服。<br>下肢：自对侧髋部沿腿的外侧擦至足背，自对侧腹股沟的内侧擦至踝部，自对侧股下经腘窝擦至足跟；同法擦拭近侧下肢；穿好裤子 |
| | | 撤去热水袋，盖好被子 |

表 3.30（续）

| 内容 | | 操作步骤 |
| --- | --- | --- |
| 操作过程 | 复测体温 | 物理降温 30 分钟后复测体温，如体温降至 39℃，取下头部冰袋 |
| | 整理 | 整理床单位，协助老年人取舒适卧位 |
| | | 将冰袋热水袋倒空，倒挂晾干，放于通风阴凉处。为防橡胶粘连，可吹入空气后夹紧袋口。清洗袋套，晾干备用 |
| | | 洗手 |
| | 记录 | 记录温水擦浴的时间、降温后体温的变化等 |
| 注意事项 | | 温水擦拭过程中注意观察全身情况，如有寒战、面色苍白、脉搏和呼吸异常，应立即停止擦浴，及时报告 |
| | | 擦拭过程中注意保暖 |

## 3.3.2 呼吸困难

呼吸困难是指呼吸时费力，呼吸频率、深度和节律异常，患者感到空气不足，出现鼻翼扇动、紫绀、端坐呼吸等表现。

（1）常见病因。

①呼吸系统疾病，包括上呼吸道、支气管、肺部及胸部的各种疾病。

②胸壁疾病，如胸廓及胸壁的畸形、炎症、结核、外伤、骨折、呼吸肌麻痹等。

③纵隔疾病，如炎症、气肿、胸腺瘤、疝等。

（2）呼吸困难的分类及临床表现见表 3.31。

表 3.31 呼吸困难分类及表现

| 类别 | 原因及表现 |
| --- | --- |
| 肺源性呼吸困难 | 1. 吸气性呼吸困难：吸气时呼吸困难明显，出现喘鸣、三凹征（吸气时胸骨、锁骨上窝及肋间隙凹陷），常见于喉、气管狭窄，如炎症、水肿、异物和肿瘤等。<br>2. 呼气性呼吸困难：呼气费力，呼气时间延长，常伴有哮鸣音，常见于支气管哮喘和慢性阻塞性肺病（COPD）等。<br>3. 混合性呼吸困难：吸气与呼气均费力，呼吸频率增快、变浅，呼吸音减弱或消失。常见于重症肺炎、重症肺结核、特发性肺纤维化、大量胸腔积液和气胸等 |
| 心源性呼吸困难 | 常见于左心功能不全所致心源性肺水肿，平卧和夜间休息时呼吸困难明显，肺底部可听见随体位而变化的中、小湿啰音，X 线检查常提示心影有改变，肺门及附近充血或兼有肺水肿征 |

表3.31（续）

| 类别 | 原因及表现 |
| --- | --- |
| 中毒性呼吸困难 | 各种原因所致的酸中毒，均可致血液中二氧化碳分压（$PaCO_2$）增高、pH降低、氧分压（$PaO_2$）降低，通过刺激外周化学感受器或兴奋呼吸中枢，增大通气量，表现为深而大的呼吸。<br>呼吸抑制药物中毒时，如吗啡、巴比妥类药物，则导致呼吸变浅、变慢 |
| 血源性呼吸困难 | 贫血、大出血可因红细胞减少、缺血及血压下降，导致气促和呼吸困难 |
| 神经精神性与肌病性呼吸困难 | 各种原因引起的呼吸中枢受损，可导致呼吸节律异常和呼吸困难。呼吸肌麻痹也可导致呼吸无力，从而出现呼吸困难 |

（3）呼吸困难的照护措施见表3.32。

表3.32 呼吸困难照护措施

| 照护措施 | 具体内容 |
| --- | --- |
| 加强病情观察 | 观察临终老年人的生命体征，尤其是呼吸的频率、节律、深浅度以及有无呼吸困难情况，注意有无咳嗽、咳痰、咯血、发绀、胸痛等症状 |
| 保持呼吸道通畅 | 协助老年人取半坐位或坐位，此体位膈肌下移，利于呼吸。鼓励摄入足量的水分以保持呼吸道的湿润。指导老年人有效咳嗽，帮助老年人拍背，促进痰液及时排出 |
| 吸氧 | 根据老年人的基础疾病、呼吸衰竭类型和缺氧程度选择适宜的给氧方案，常用的给氧方法包括鼻导管、鼻塞和面罩给氧。前二者操作简单，但吸入氧分压不稳定，对局部黏膜有刺激，故氧流量不宜过大。给氧过程中应注意以下几点：<br>①观察氧疗效果：如呼吸顺畅、发绀减轻、心率减慢，提示氧疗有效，如意识障碍加深、呼吸变浅、呼吸缓慢，提示$CO_2$潴留；<br>②及时根据老年人的缺氧情况调整氧流量和氧浓度，提高疗效，防止氧中毒；<br>③湿化呼吸道；<br>④每天更换吸氧管，湿化瓶每天消毒，防止交叉感染 |

表 3.32（续）

| 照护措施 | 具体内容 |
|---|---|
| 用药护理 | 遵医嘱使用药物,观察药物疗效和副反应。对呼吸衰竭的老年人,应慎重使用镇静剂,以防抑制呼吸。昏迷老年人禁用吗啡。使用呼吸兴奋剂时应首先确保呼吸道通畅,控制药物进入体内的速度,不宜过快,根据呼吸及血氧变化及时调整剂量 |
| 心理护理 | 照护者应体贴关心老年人,解释病情,稳定老年人的情绪,指导老年人放松,更好地配合治疗与护理 |

（4）相关照护操作。

① 操作目的。通过给老年人吸入高于空气中氧气浓度的氧气，纠正缺氧状态，提高动脉血氧分压和血氧饱和度，增加动脉血氧含量，促进组织新陈代谢。

② 缺氧程度。

轻度缺氧：无明显的呼吸困难、发绀，意识清楚，一般无需吸氧，呼吸困难者给予低流量吸氧；

中度缺氧：有发绀、呼吸困难，烦躁不安，需氧疗；

重度缺氧：显著发绀，三凹征明显，活动能力丧失，意识不清，是氧疗的绝对适应证。

③ 氧气吸入不当的危害。吸氧不当，会导致氧中毒、吸收性肺不张、呼吸道干燥、呼吸抑制等不良后果。

④ 给氧方案。慢性阻塞性肺疾患老年人需长期吸氧时，应采取低浓度、低流量的给氧方案。

⑤ 为临终老年人吸入氧气操作流程见表 3.33。

**表 3.33　为临终老年人吸入氧气的操作流程**

| 内容 | | 操作步骤 |
|---|---|---|
| 操作前准备 | 环境准备 | 环境清洁安静,通风良好。房内无明火,氧气筒距离暖气 1 米以上,无人吸烟 |
| | 照护人员准备 | 衣帽整洁,清洗并温暖双手 |
| | 物品准备 | 用物:氧气筒、氧气表、湿化瓶(内装 1/2 容量冷开水或蒸馏水)、一次性吸氧管(双管头)1 根、弯盘 1 个、小药杯 1 个(内装 20 毫升灭菌蒸馏水)、棉签 1 包、别针 1 个 |
| | | 除尘:逆时针旋转打开氧气开关,利用溢出气体吹走气门灰尘,关闭总开关;装氧气压力表:将氧气表螺帽与氧气筒的螺口衔接,旋紧,再用扳手拧紧,使氧气表直立装于氧气筒上;连接通气管和湿化瓶;确保流量开关关闭,开氧气开关,开流量开关,检查氧气流出通畅,无漏气;关闭流量开关,备用 |

表 3.33（续）

| 内容 | | 操作步骤 |
|---|---|---|
| 操作过程 | 评估及沟通 | 携带所有吸氧装置及物品至老年人床旁，核对老年人床号、姓名，解释操作的目的，以取得配合 |
| | | 评估老年人的意识状态、身体状况、肢体功能，检查鼻腔有无疼痛、阻塞 |
| | 准备体位 | 协助老年人取舒适体位 |
| | 清洁鼻腔 | 用棉签蘸蒸馏水或冷开水清洁双侧鼻腔黏膜 |
| | 连接吸氧管 | 打开吸氧管包装，连接吸氧管与氧气流量表接头 |
| | 调节氧流量，协助吸氧 | 遵医嘱旋转流量开关，调节氧流量，检查氧气管路通畅，无漏气 |
| | | 将鼻导管插入老年人鼻腔，询问老年人感受 |
| | 固定 | 将吸氧管绕过老年人双耳至下颌固定，或至头顶固定 |
| | | 用别针将吸氧管固定在老年人衣领上 |
| | 记录 | 洗手 |
| | | 记录氧气吸入的时间、氧流量，将输氧单挂在氧气筒上 |
| | 强调用氧安全 | 嘱老年人及家属勿在房内吸烟、生明火，避免撞击氧气筒，氧气表及螺旋口上勿涂油，勿擅自调节氧流量 |
| | 加强观察 | 观察老年人缺氧症状有无改善 |
| | | 观察老年人有无氧疗不良反应 |
| | | 观察氧气装置有无漏气，是否通畅 |
| | | 观察氧气筒内氧气是否用尽 |
| | 停氧 | 老年人缺氧症状改善，呼吸平稳、紫绀减退、脸色红润，遵医嘱停氧 |
| | | 松开别针，摘下氧气鼻导管 |
| | | 关氧气开关 |
| | | 开大流量开关，放余气，关闭流量开关，关氧气开关 |
| | 整理 | 协助老年人取舒适体位 |
| | | 一次性鼻导管、鼻塞、面罩等丢入医用垃圾桶 |
| | | 通气管、湿化瓶应清洗、消毒 |
| | | 对未用完或用尽的氧气筒应分别悬挂“满”或“空”标志 |
| | | 洗手 |
| | 记录 | 记录老年人吸氧后表现、停氧时间 |

表 3.33（续）

| 内容 | 操作步骤 |
| --- | --- |
| 注意事项 | 给老年人吸氧时，先调节流量，再插管。停氧时先拔管，再关闭流量，防止损伤鼻黏膜 |
| | 氧气筒内氧气勿用尽，压力表内至少要保留 0.5MPa，以免灰尘进入筒内，再充气会引起爆炸 |
| | 做好“四防”：即防油、防热、防火、防震 |

### 3.3.3 吞咽困难

吞咽困难是指食物从口腔至胃、贲门运送过程中受阻而产生咽部、胸骨后或食管部位的梗阻停滞感觉。

（1）吞咽困难的常见病因见表 3.34。

表 3.34 吞咽困难常见原因

| 分类 | 原因 |
| --- | --- |
| 口咽部疾病 | 如口咽炎、口咽损伤、咽白喉、咽结核、咽肿瘤、咽后壁脓肿等 |
| 食管疾病 | 如食管炎、食管肿瘤、食管异物、贲门失弛缓症、弥漫性食管痉挛、甲状腺极度肿大等 |
| 神经肌肉疾病 | 如延髓麻痹、重症肌无力、有机磷农药中毒、多发性肌炎、皮肌炎、环咽肌失弛缓症等 |
| 全身性疾病 | 如狂犬病、破伤风、肉毒中毒、缺铁性吞咽困难等 |

（2）吞咽困难的临床表现见表 3.35。

表 3.35 吞咽困难临床表现

| 临床表现 | 内容 |
| --- | --- |
| 吞咽困难伴呛咳 | 多见于脑神经疾病、食管憩室和食管贲门失弛缓症导致的食物反流。也可由食管支气管瘘以及咀嚼肌、咽喉肌和舌肌无力而引起。吞咽困难随进食时间延长而逐渐加重 |
| 吞咽困难伴声嘶 | 食管癌纵隔浸润、主动脉瘤、淋巴结肿大及肿瘤压迫喉返神经时，可导致吞咽困难伴声嘶 |
| 吞咽疼痛 | 多见于口咽炎或溃疡，如急性扁桃体炎、咽后壁脓肿、急性咽炎、白喉、口腔炎和口腔溃疡等 |

表3.35（续）

| 临床表现 | 内容 |
|---|---|
| 吞咽困难伴呃逆 | 一般病变位于食管下端，见于贲门失弛缓症、膈疝等 |
| 吞咽困难伴返流 | 进食流质食物立即返流至鼻腔并有呛咳，通常由咽部神经肌肉功能失常引起。进食后较长时间发生返流提示食管梗阻近段有扩张或食管憩室内有滞留。<br>返流量多，并含有宿食，有发酵臭味，提示食管贲门失弛缓症，常于夜间平卧时出现，常因呛咳而惊醒。返流物为血性黏液，多见于晚期食管癌 |
| 吞咽困难伴哮喘和呼吸困难 | 常见于纵隔肿物、大量心包积液压迫食管及大气管 |

（3）吞咽困难照护措施见表3.36。

表3.36　吞咽困难照护措施

| 照护措施 | 具体内容 |
|---|---|
| 加强病情观察 | 观察吞咽困难的原因、表现，分析病情，做好解释 |
| 营养支持 | 向老年人解释保证营养充足的重要性，鼓励能经口进食的老年人进食流质或半流质饮食，少量多餐，避免食用粗糙、过冷、过热和刺激性食物。对无法经口进食老年人可行鼻饲饮食。对肠道功能不全老年人可行完全胃肠外营养，经静脉输注氨基酸、脂肪乳、血浆等，保证机体所需 |
| 呕吐的护理 | 如果老年人因吞咽困难发生呕吐，应立即将老年人的头偏向一侧，防止呕吐物误吸导致窒息。清除口腔内残渣，清洁被褥，开窗通风，减少呕吐物的不良刺激。观察呕吐物的性状、颜色、气味、量，并记录 |
| 口腔护理 | 每天行口腔护理2次以上，防感染，促进食欲 |
| 加强心理支持 | 照护人员应从心理上给老年人以安慰，指导正确进食的方法和体位，强调补充营养的必要性，尽量消除老年人的恐惧心理，积极配合治疗 |

（4）相关照护操作。照护有吞咽困难的老年人，涉及的照护操作有协助临终老年人进食操作、协助临终老年人饮水操作、带鼻饲管临终老年的进食照料操作以及对噎食、误吸老年人的急救处理操作等，以上操作流程请参考第2章2.4节饮食照护的相关内容。

### 3.3.4 恶心呕吐

恶心呕吐是临终老年人常见的症状，恶心是一种令人不愉快的主观感觉，表现为腹部不适、紧迫欲吐。呕吐是胃反射性强力收缩，协同膈肌和腹肌等共同作用，将胃内容物急速排出体外的现象。两者可单独或先后发生。

（1）恶心呕吐的常见病因见表3.37。

**表3.37 引起恶心呕吐的原因**

| 分类 | 原因 |
| --- | --- |
| 反射性呕吐 | 由自内脏末梢神经冲动刺激呕吐中枢而引起，如胃炎、阑尾炎、胆囊炎、胰腺炎、腹膜炎、胆道蛔虫症、肠梗阻等疾病引起的呕吐。其特点为常有恶心先兆，呕吐胃内容物，吐后并不感轻松 |
| 中枢性呕吐 | 由中枢神经系统或化学感受器冲动刺激呕吐中枢而引起，常见于脑膜炎、高血压脑病、颅脑外伤、颅内肿瘤、尿毒症、糖尿病酮症酸中毒、药物中毒性、精神因素等疾病 |

（2）恶心呕吐的临床表现见表3.38。

**表3.38 恶心呕吐的表现**

| 常见表现 | 具体说明 |
| --- | --- |
| 前驱表现 | 面色苍白、出汗、流涎、血压降低及心动过缓、恶心等 |
| 呕吐 | 1. 反射性呕吐：胃排空后仍干呕不止，伴上腹部不适。<br>2. 中枢性呕吐：剧烈呈喷射状，可伴剧烈头痛和不同程度的意识障碍。<br>呕吐可将胃内有害物质排出体外，这对机体有积极意义。但剧烈而频繁的呕吐往往会导致脱水、电解质酸碱平衡紊乱和营养不良。对于临终身体虚弱和意识障碍的老年人，呕吐还容易造成误吸，导致窒息和肺部感染 |

（3）呕吐的照护措施见表3.39。

**表3.39　呕吐的照护措施**

| 照护措施 | 具体内容 |
| --- | --- |
| 呕吐时的照护 | 病情允许的情况下，照护人员扶老年人坐起或侧卧，头偏向一侧，以免误吸。用手托住前额使老年人舒适，使呕吐物吐入容器中。轻抚老年人的背，使其舒适。呕吐停止后给老年人漱口、洗脸，帮助老年人更换污染的衣物和被单，清理周围环境，安排老年人休息 |
| 遵医嘱补充液体和使用止吐药 | 口服补液时，应注意少量多次，以防加重恶心呕吐。呕吐严重的老年人需行静脉补液，注意控制补液的速度。使用胃复安等止吐药时，应注意观察药物的毒副反应 |
| 加强病情观察 | 注意观察老年人的病情变化，有无呕吐前的先兆症状，以便及时护理。呕吐严重时需注意观察评估呕吐物的性状、颜色、气味，有无尿少、口渴、皮肤黏膜干燥等脱水现象。遵医嘱补液和用药时应注意观察老年人血压、脉搏、皮肤和出汗情况，准确记录24小时出入水量，了解有无水、电解质、酸碱平衡紊乱 |
| 加强营养支持 | 呕吐不严重时，鼓励老年人多次少量摄入易消化食物，保证足够的热量和水分。进食前后予以漱口，促进食欲 |
| 做好心理护理 | 安慰老年人，缓解紧张焦虑的情绪，也可以借助听音乐、阅读、聊天等方式转移老年人的注意力，减少呕吐的发生 |

（4）照护呕吐临终老年人的操作流程见表3.40。

**表3.40　照护呕吐的临终老年人操作流程**

| 内容 | | 操作步骤 |
| --- | --- | --- |
| 操作前准备 | 环境准备 | 环境清洁安静，通风良好 |
| | 照护人员准备 | 衣帽整洁，清洗并温暖双手 |
| | 物品准备 | 水杯、毛巾、水盆，必要时备吸管 |

表 3.40（续）

| 内容 | | 操作步骤 |
|---|---|---|
| 操作过程 | 评估及沟通 | 老年人出现呕吐时，照护人员应立即来到床旁，关心、安慰老年人不要紧张 |
| | | 评估呕吐物的性状、颜色、气味 |
| | 调整体位 | 协助老年人取舒适、安全体位。<br>轻者：取坐位，身体前倾。<br>年老体弱、呕吐重者：取侧卧位或仰卧位，头偏向一侧 |
| | 防误吸 | 照护人员在旁陪伴，用手托住老年人前额使其舒适，便于呕吐物吐入容器中 |
| | | 轻抚老年人背部，使其舒适 |
| | 观察 | 观察老年人面色、呕吐方式、呕吐物的性状。呕吐物异常时，应保留呕吐物送检，立即通知医生 |
| | 漱口、洗脸 | 协助老年人用温水漱口、洗脸，增加舒适感 |
| | 整理 | 及时清理老年人呕吐物 |
| | | 及时更换污染被服，整理床单位 |
| | | 开窗通风 |
| | | 洗手 |
| | 记录 | 记录呕吐物量、颜色、性状 |
| 注意事项 | | 老年人呕吐时，应注意保护老年人安全，防止头部碰伤，防止呕吐物误吸 |
| | | 照护人员热忱、关心老年人，不要嫌弃老年人 |

## 3.3.5 便秘

便秘是指排便次数减少，一周少于 3 次，排出干硬粪便，排便费力。

（1）老年人便秘的常见原因分析（见表 3.41）。

表 3.41 引起便秘的原因

| 常见原因 | 具体说明 |
|---|---|
| 年龄 | 随着年龄的增长，胃肠蠕动减慢，腹壁肌、盆底肌、肛门括约肌肌肉松弛，肌力下降，引起便秘 |

表3.41（续）

| 常见原因 | 具体说明 |
|---|---|
| 活动减少 | 疾病和老化导致老年人卧床,活动过少,引起便秘 |
| 饮食因素 | 食物摄入量少,水分摄入不足,食物过于精细,纤维素含量少,对结肠刺激减少而引起便秘 |
| 正常排便习惯被打乱 | 环境的改变、精神紧张等均可导致老年人抑制自己的便意而影响正常排便 |
| 疾病因素 | 多种疾病可引起便秘,包括:①肠道疾病,如肿瘤、炎症等引起的肠腔狭窄或梗阻;②内分泌、代谢性疾病,如糖尿病等;③系统性疾病;④神经系统疾病等 |
| 药物影响 | 镇静止痛剂、麻醉剂、抗抑郁药、抗胆碱能药、钙通道阻滞剂、神经阻滞剂等使肠道肌肉松弛引起便秘,长期使用泻药会造成药物依赖,形成慢性便秘 |

（2）常见症状和表现。

主要表现：粪便量减少、粪便干结、排便费力等。

伴随症状：腹胀，腹痛，下坠感，排便不尽感，头晕，食欲不振，紧张焦虑。

（3）便秘的照护措施见表3.42。

表3.42 便秘的照护措施

| 照护措施 | 具体内容 |
|---|---|
| 创造便于排便的隐私环境 | 为老年人使用独立的卫生间或床旁排便设施,屏风遮挡 |
| 采取适当的姿势 | 在病情允许的情况下,协助老年下床在床边或到厕所排便,取坐位或蹲位。排便设施旁应装置扶手用以扶撑。无法下床的老年人,可酌情将床头抬高,以助排便 |
| 改善饮食 | 多喝水,摄入足量的食物纤维素 |
| 腹部按摩 | 在老年人腹部按升结肠、横结肠、降结肠顺序(顺时针)按摩,刺激肠蠕动,增加腹压,促进排便 |
| 遵医嘱使用通便药 | 遵医嘱使用通便药物,如番泻叶、果导片等 |
| 简易通便 | 遵医嘱使用开塞露、甘油栓等,软化粪便、促进排便。粪便过硬时,可人工取便 |
| 灌肠 | 以上方法无效时,遵医嘱灌肠 |
| 心理护理 | 加强心理护理,稳定老年人情绪,避免急躁 |

（4）相关照护操作。

①使用开塞露辅助临终老年人排便。开塞露由 50% 甘油或小量山梨醇制成，装于密闭的塑料胶壳内，主要作用是软化粪便，润滑肠道，成人每次的剂量为 20 毫升（见表 3.43）。

**表 3.43 使用开塞露辅助临终老年人排便操作流程**

| 内容 | | 操作步骤 |
|---|---|---|
| 操作前准备 | 环境准备 | 环境清洁安静，关门窗，调节室温，屏风遮挡 |
| | 照护人员准备 | 衣帽整洁，清洗并温暖双手，戴口罩 |
| | 物品准备 | 开塞露（每支 20 毫升）、剪刀、卫生纸、便盆、一次性垫巾、屏风 |
| 操作过程 | 评估及沟通 | 评估老年人的便秘程度、身体状况 |
| | | 向老年人说明操作方法及目的，取得配合 |
| | 调整体位 | 助老年人取左侧卧位，裤子脱至大腿下 |
| | 放置垫巾 | 一手托起老年人臀部，另一手将一次性垫巾置于臀下 |
| | 塞开塞露 | 打开开塞露前端，左手分开老年人臀部，右手持开塞露球部，挤出少量药液润滑前端及肛门 |
| | | 嘱老年人深呼吸，在吸气同时将开塞露前端缓慢插入肛门深部，将药液全部挤入 |
| | | 松左手，取卫生纸，靠近肛门，右手快速拔出开塞露外壳，擦净肛门，叮嘱老年人保持体位 10 分钟后再行排便 |
| | 整理 | 排便后，整理老年人衣服，撤去垫巾 |
| | | 开窗通风，洗手 |
| | 记录 | 记录开塞露用量，排便次数及量 |
| | 健康宣教 | 鼓励老年人多饮水 |
| | | 鼓励老年人多食蔬菜、水果、粗粮 |
| | | 养成定时排便习惯 |
| 注意事项 | | 对有痔疮的老年人，使用开塞露时宜动作缓慢，并充分润滑 |
| | | 挤开塞露时，若便意明显，可嘱老年人深呼吸，提肛，并协助按摩肛门部 |

②帮助临终老年人人工取便（见表 3.44）。

表3.44 帮助临终老年人人工取便操作流程

<table>
<tr><th colspan="2">内容</th><th>操作步骤</th></tr>
<tr><td rowspan="3">操作前准备</td><td>环境准备</td><td>环境清洁安静，关门窗，调节室温，屏风遮挡</td></tr>
<tr><td>照护人员准备</td><td>衣帽整洁，清洗并温暖双手，戴口罩</td></tr>
<tr><td>物品准备</td><td>一次性手套、一次性垫巾、润滑液、屏风</td></tr>
<tr><td rowspan="17">操作过程</td><td rowspan="2">评估及沟通</td><td>评估老年人的便秘程度、身体状况</td></tr>
<tr><td>向老年人说明操作方法及目的，取得配合</td></tr>
<tr><td>调整体位</td><td>协助老年人取左侧卧位，裤子脱至大腿下</td></tr>
<tr><td>放置垫巾</td><td>一手托起老年人臀部，另一手将一次性垫巾置于臀下</td></tr>
<tr><td rowspan="4">人工取便</td><td>戴手套</td></tr>
<tr><td>左手分开老年人臀部，右手食指涂肥皂液润滑</td></tr>
<tr><td>叮嘱老年人深呼吸，待肛门松弛时，食指沿直肠一侧轻轻插入直肠内</td></tr>
<tr><td>慢慢地由浅入深掏出粪便，放于便盆内</td></tr>
<tr><td>擦洗肛门</td><td>用温水清洁肛门，擦净</td></tr>
<tr><td rowspan="3">整理</td><td>排便后，整理老年人衣服，撤去垫巾</td></tr>
<tr><td>开窗通风</td></tr>
<tr><td>清洗便盆，洗手</td></tr>
<tr><td>记录</td><td>记录取便时间、量、颜色、性状</td></tr>
<tr><td rowspan="3">健康宣教</td><td>鼓励老年人多饮水</td></tr>
<tr><td>鼓励老年人多食蔬菜、水果、粗粮</td></tr>
<tr><td>养成定时排便习惯</td></tr>
<tr><td colspan="2" rowspan="3">注意事项</td><td>注意保护老年人隐私，注意保暖</td></tr>
<tr><td>掏取粪便时动作应轻柔，避免误伤肠黏膜</td></tr>
<tr><td>注意观察老年人情况，如有面色苍白、呼吸急促、全身大汗应立即停止操作，及时报告医生</td></tr>
</table>

③为临终老年人行小量不保留灌肠。灌肠法是将一定量的液体由肛门经直肠灌入结肠，帮助老年人清洁肠道、排便、排气的方法。临终老年人体质虚弱，为其解除便秘和腹胀宜选用小量不保留灌肠法（见表3.45）。

**表 3.45 为临终老年人行小量不保留灌肠操作流程**

| 内容 | | 操作步骤 |
|---|---|---|
| 操作前准备 | 环境准备 | 环境清洁安静，关门窗，调节室温，屏风遮挡 |
| | 照护人员准备 | 衣帽整洁，清洗并温暖双手，戴口罩 |
| | 物品准备 | 一次性灌肠袋（带液体调节开关）、弯盘、水温计、棉签、润滑油、卫生纸、便盆、便盆巾、一次性垫巾、手套、屏风 |
| | | 123 灌肠溶液：50% 硫酸镁 30 毫升、甘油 60 毫升、温开水 90 毫升；甘油或液体石蜡 50 毫升加等量温开水；各种食物油 120～180 毫升。灌肠溶液的温度为 38℃ |
| 操作过程 | 评估及沟通 | 评估老年人的便秘程度、身体状况 |
| | | 向老年人说明操作方法及目的，取得配合 |
| | 调整体位 | 协助老年人取左侧卧位，裤子脱至大腿下 |
| | 放置垫巾 | 一手托起老年人臀部，另一手将一次性垫巾置于臀下，注意保暖 |
| | 准备灌肠溶液 | 取出灌肠袋，倒入灌肠溶液，液面距肛门垂直高度小于 30 厘米 |
| | | 戴手套，润滑肛管前端，排气夹管 |
| | 插管 | 左手分开老年人臀部，暴露肛门，嘱老年人做排便动作放松肛门，右手将肛管轻轻插入直肠 7～10 厘米，固定肛管 |
| | | 如果插入受阻，可退少许，旋转后缓缓插入 |
| | 灌液 | 打开调节器开关，缓慢注入灌肠液，直至灌肠溶液灌完 |
| | | 过程中注意观察液面下降速度及老年人反应 |
| | 拔管 | 夹闭肛管尾端，用卫生纸包住轻轻拔出，丢入垃圾桶。叮嘱老年人保留液体 10～20 分钟，待粪便软化后再行排便 |
| | 整理 | 排便后，整理老年人衣服，撤去垫巾 |
| | | 开窗通风，洗手 |
| | 记录 | 灌肠液体及量、灌肠时间、灌肠后排便情况 |
| | 健康宣教 | 鼓励老年人多饮水 |
| | | 鼓励老年人多食蔬菜、水果、粗粮 |
| | | 养成定时排便习惯 |
| 注意事项 | | 对有痔疮的老年人，插入肛管动作应缓慢，并充分润滑 |
| | | 液面高度不宜过高，注入速度不可过猛，以免刺激肠黏膜引起排便反射 |

### 3.3.6 腹泻

腹泻是指每天大便次数增加，排出稀薄粪便或含有黏液脓血粪便。

（1）老年人腹泻常见原因。各种因素作用于肠道，引起肠蠕动亢进、肠分泌增多或吸收障碍，均可引起腹泻，常见的原因如表3.46所示。

**表3.46 腹泻常见原因及特点**

| 分类 | 原因及特点 |
| --- | --- |
| 急性腹泻 | 多由于肠道的急性感染或食物中毒引起。常见的细菌感染有大肠杆菌、沙门菌、志贺菌等，病毒感染有轮状病毒、诺瓦克病毒、柯萨奇病毒、埃可病毒等，病程在2～3周之内 |
| 慢性腹泻 | 多见于消化系统疾病及全身性疾病，如胰腺癌、结肠癌、甲状腺功能亢进、尿毒症等，病程在2个月以上 |

（2）常见症状和表现。

①排便习惯、排便性状改变。直肠或乙状结肠病变所致的腹泻量较少，多呈黏冻状，可混血液，老年人里急后重感明显；小肠病变所致的腹泻粪便不成形，成液状，量多，色淡，老年人无里急后重感；慢性胰腺炎和小肠吸收不良所导致的腹泻粪便中可见油滴，多泡沫，含食物残渣，有恶臭；霍乱所致腹泻粪便呈米泔水样；痢疾、直肠癌、溃疡性结肠炎引起的腹泻，粪便常带脓血。

②脱水、电解质紊乱及代谢性酸中毒。

③营养不良、体重下降。

（3）腹泻的照护措施见表3.47。

**表3.47 腹泻的照护措施**

| 照护措施 | 具体内容 |
| --- | --- |
| 加强病情观察 | 1. 观察临终老年人腹泻发生的时间、病因、诱发因素和病程。<br>2. 观察粪便颜色、量、次数、性状、气味。<br>3. 观察老年人腹痛部位，有无里急后重、恶心呕吐、发热等伴随症状。<br>4. 观察老年人有无口渴、口唇干燥、皮肤弹性下降、尿量减少、疲乏无力、神志淡漠等脱水表现。<br>5. 注意观察老年人有无肌肉无力、腹胀、肠鸣音减弱、心率失常等低钾血症的表现 |
| 遵医嘱使用药物，观察药物疗效和副作用 | 应用止泻药时观察老年人排便情况，腹泻控制后及时停药。应用阿托品解痉时，观察有无口干、视力模糊、心动过速等不良反应 |

表 3.47（续）

| 照护措施 | 具体内容 |
| --- | --- |
| 补液护理 | 遵医嘱给老年人补充水、电解质、营养物质，以满足生理需要。补液可采取口服或静脉补充的方式，注意调节输液速度，防脱水也要防止输液速度过快引起循环衰竭 |
| 饮食护理 | 病情允许情况下，鼓励老年人多喝水以防脱水。予以低脂、易消化、少渣的流质或半流质饮食，避免生冷、刺激性食物 |
| 保暖 | 注意腹部保暖，减少腹部刺激 |
| 肛周皮肤护理 | 为了防止肛周皮肤溃烂，排便后用温水清洗肛周，保持局部清洁干燥，必要时涂凡士林或抗生素软膏，促进损伤愈合 |

### 3.3.7 大小便失禁

大小便失禁指老年人对大便或小便失去了控制能力，常见于严重脊髓损伤、大脑中枢神经受损等。

（1）常见病因。

①大便失禁的原因。常见原因包括粪块嵌塞、直肠感觉异常、肛门括约肌压力降低、神经肌肉功能紊乱、痴呆、医源性原因等。

②小便失禁的病因。常见的原因有先天性疾患、创伤、手术、中枢神经系统损伤、尿潴留、不稳定性膀胱、女性绝经期后等。

（2）常见症状和表现。

①大便失禁。表现为不同程度的排便和排气失控，轻症者对排气和液体性粪便的控制能力丧失，重症者对固体性粪便也无控制能力，频繁排出粪便。

②小便失禁。小便失禁又称尿失禁，症状及病因如表 3.48 所示。

表 3.48 尿失禁的分类

| 分类 | 病因 | 表现 |
| --- | --- | --- |
| 真性尿失禁 | 外伤、手术、先天性疾病导致膀胱颈和尿道括约肌受损 | 排尿没有感觉，不自主地间歇排尿，膀胱处于空虚状态 |
| 充溢性尿失禁 | 无张力（不能收缩）膀胱或膀胱流出道功能性或机械性梗阻，膀胱内压升高超过尿道阻力 | 膀胱过度充盈，压力增高，尿液自尿道中滴出 |

表3.48（续）

| 分类 | 病因 | 表现 |
| --- | --- | --- |
| 压力性尿失禁 | 膀胱括约肌功能不全，致使尿道阻力不足以防止尿液漏出 | 腹压突然增加时，如咳嗽、喷嚏、大笑、突然起立或推举重物时，尿液不受控制排出 |
| 急迫性尿失禁 | 部分性上运动神经元病变或急性膀胱炎等强烈的局部刺激 | 尿频、尿急，膀胱不受意识控制所发生的尿液排空 |

（3）大小便失禁的照护措施见表3.49。

表3.49　大小便失禁的照护措施

| 照护措施 | 具体内容 |
| --- | --- |
| 心理护理 | 照护人员应理解、尊重老年人，多与老年人沟通，了解临终失禁患者的心理需求，热情提供帮助，尽量缓解老年人紧张、羞涩、焦虑、自卑等情绪 |
| 皮肤护理 | 便后及时用温水清洗会阴，保持会阴部及肛周皮肤清洁干燥，涂凡士林保护皮肤，防止皮肤溃烂和压疮 |
| 生活照护 | 定时开门窗通风，保持空气清新。保持床单位整洁和平整，床上加铺一次性尿垫，污染后及时更换 |
| 饮食护理 | 小便失禁老年人宜食用清淡、高蛋白质、高营养、高维生素饮食，鼓励摄入足量水分，每天2000毫升左右，但应注意不要一次性大量饮水，尽量白天足量饮水，晚餐后限制饮水。大便失禁老年人也应适当增加膳食中食物纤维，增加营养 |
| 导尿的护理 | 可为长期尿失禁的老年人使用外部接尿装置和实施无菌留置导尿术。老年女性可用女士尿壶紧贴外阴部接取尿液，男患者可用尿壶接尿，也可用阴茎套连接集尿袋。留有导尿管的老年人应注意保持尿道口清洁，每天用0.5%碘伏棉球消毒尿道口及会阴2次，防止尿路感染 |
| 排尿功能训练 | 对意识清醒的临终老年人，可定时使用便器，间隔时间逐渐延长，以促进排尿功能的恢复 |
| 肛门括约肌及盆底肌收缩锻炼 | 病情允许情况下可以指导老年人进行肛门括约肌及盆底肌收缩锻炼，以利于肛门括约肌功能恢复。老年人可取坐位、立位或卧位，试做排尿或排便动作，先慢慢收紧盆底肌肉，再缓缓放松，每次10秒左右，连续10遍，每日5~10次，以老年人不感到疲乏为宜 |

### 3.3.8 肠胀气

肠胀气是指多因素造成的胃肠道不通畅或梗阻，气体不能够随胃肠蠕动排出体外，聚集在胃肠道内的现象。

（1）肠胀气的常见原因见表3.50。

**表3.50 肠胀气的常见原因**

| 分类 | 原因 |
| --- | --- |
| 消化系统疾病 | 发生在胃、肠道、肝胆胰腺等部位的炎症、肿瘤、结石以及结核等疾病，均可引起肠胀气 |
| 心血管疾病 | 心衰、心绞痛、心律失常等 |
| 感染性疾病 | 败血症、毒血症、伤寒等 |
| 其他 | 药物反应、低钾血症、营养不良、活动过少等 |

（2）常见表现。常见表现为经常打嗝，并伴随气体喷出，腹胀，腹部膨隆，伴疼痛、恶心、呕吐、厌食等。

（3）肠胀气的照护措施见表3.51。

**表3.51 肠胀气的照护措施**

| 照护措施 | 详细内容 |
| --- | --- |
| 体位与活动照护 | 在病情允许情况下鼓励老年人适当下床活动。对不能下床的老年人协助其经常翻身更换卧位。能够俯卧的老年人可以采取此体位缓解腹胀，注意头偏向一侧。还可通过腹部按摩和热敷来减轻腹胀 |
| 饮食护理 | 指导老年人养成细嚼慢咽的良好饮食习惯。指导老年人进食易消化食物，避免食用产气食物，如豆类、糖、油炸食物及碳酸饮料。食用高纤维的蔬菜和水果宜由少到多逐渐添加，使肠道慢慢适应，减少胀气 |
| 心理护理 | 安慰老年人，耐心解释出现肠胀气的原因及护理方法，缓解老年人紧张焦虑情绪，配合照护工作 |
| 肛管排气 | 以上措施均不能缓解时，可行肛管排气 |

（4）肛管排气的相关照护操作见表3.52。

**表3.52 为临终老年人行肛管排气操作流程**

<table>
<tr><th colspan="2">内容</th><th>操作步骤</th></tr>
<tr><td rowspan="3">操作前准备</td><td>环境准备</td><td>环境清洁安静，关门窗，调节室温，屏风遮挡</td></tr>
<tr><td>照护人员准备</td><td>衣帽整洁，清洗并温暖双手，戴口罩</td></tr>
<tr><td>物品准备</td><td>弯盘、清洁肛管、玻璃接头、橡胶管、棉签、手套、润滑油、胶布剪刀、卫生纸、一次性垫巾、玻璃瓶（内盛3/4清水）、屏风</td></tr>
<tr><td rowspan="15">操作过程</td><td rowspan="2">评估及沟通</td><td>评估老年人的肠胀气程度、身体状况</td></tr>
<tr><td>向老年人说明操作方法及目的，取得配合</td></tr>
<tr><td>调整体位</td><td>协助老年人取左侧卧位，裤子脱至大腿下</td></tr>
<tr><td>放置垫巾</td><td>一手托起老年人臀部，另一手将一次性垫巾置于臀下，注意保暖</td></tr>
<tr><td rowspan="3">插肛管</td><td>将玻璃瓶挂于床旁，将橡胶管一端插入玻璃瓶液面以下，一端连接肛管</td></tr>
<tr><td>棉签蘸取润滑油润滑肛管前端</td></tr>
<tr><td>叮嘱老年人张口呼吸，将肛管缓慢插入直肠15～18厘米，用胶布固定于臀部，将橡胶管用别针固定在床单上</td></tr>
<tr><td>观察</td><td>观察玻璃瓶中气泡逸出情况，如排气不畅，可调整老年人体位或按摩其腹部，询问老年人腹胀情况</td></tr>
<tr><td>拔出肛管</td><td>排气后拔出肛管，擦净肛门</td></tr>
<tr><td rowspan="3">整理</td><td>整理床单位，整理老年人衣服，撤去垫巾</td></tr>
<tr><td>分类整理用物</td></tr>
<tr><td>开窗通风，洗手</td></tr>
<tr><td>记录</td><td>记录排气的时间、插入深度、排气效果</td></tr>
<tr><td rowspan="2">健康宣教</td><td>鼓励老年人养成细嚼慢咽的好习惯，指导老年人少吃产气食物</td></tr>
<tr><td>鼓励老年人适当运动，经常变换体位</td></tr>
<tr><td colspan="2" rowspan="3">注意事项</td><td>肛管保留的时间不能超过20分钟，以防括约肌松弛，功能丧失。</td></tr>
<tr><td>需重复排气时，应间隔2～3小时</td></tr>
<tr><td>橡胶管固定在床上时应保留足够的长度，以防肛管被意外拔出</td></tr>
</table>

### 3.3.9 尿潴留

尿潴留是指各种原因引起的尿液排出受阻，滞留在膀胱中。尿潴留是由疾病、外伤、手术或麻醉等因素所引起的临床综合征。老年人发生尿潴留可分为急性和和慢性过程，前者起病急，短时间内膀胱内充满尿液不能排出，腹胀腹痛，需紧急处理。后者病程较长，起病缓慢，由于疾病的长期存在和适应，老年人的痛苦反而不重。

（1）尿潴留的常见原因见表3.53。

**表3.53 尿潴留的常见原因**

| 分类 | 常见原因 |
| --- | --- |
| 机械性梗阻 | 各种原因引起的尿路阻塞、狭窄均可以导致尿液排出受阻，从而引起尿潴留，如尿道炎症、结石、狭窄、畸形、肿瘤、损伤、异物、前列腺增生、前列腺肿瘤、膀胱颈挛缩等 |
| 动力性梗阻 | 由中枢或周围神经系统病变引起的排尿动力障碍所致，如脊髓或马尾损伤，手术损伤支配膀胱神经等，造成神经性膀胱功能障碍，从而引起尿潴留 |
| 药物性因素 | 阿托品、普鲁本辛、东莨菪碱等平滑肌松弛剂可引起尿潴留 |

（2）尿潴留常见表现。急性尿潴留表现为腹胀腹痛难忍，腹部膨隆，膀胱充盈，有时有少量尿液溢出。慢性尿潴留表现为排尿不畅，尿频，尿不尽感，有时尿失禁。

（3）尿潴留的照护措施见表3.54。

**表3.54 尿潴留的照护措施**

| 照护措施 | 详细内容 |
| --- | --- |
| 心理护理 | 安慰老年人，耐心解释出现尿潴留的原因及护理方法，缓解老年人紧张焦虑情绪，配合照护工作 |
| 提供排尿环境 | 提供隐蔽放松的排尿环境 |
| 体位 | 在病情允许的情况协助老年人采取有利于排尿的体位 |
| 诱导排尿 | 通过按摩膀胱区、下腹部热敷、听流水声等方法缓解膀胱肌痉挛，增强膀胱逼尿肌功能，诱导老年人自行排尿 |

表 3.54（续）

| 照护措施 | 详细内容 |
| --- | --- |
| 导尿 | 遵医嘱在无菌条件下行导尿术或留置导尿。注意尿液导出的速度和量。首次放尿，不宜过快过多，不能超过 800 ~ 1000 毫升，以免引起虚脱和血尿。对留有导尿管的老年人，应每天进行尿道口黏膜及会阴皮肤消毒，注意观察集尿袋中尿液的颜色、量、性状。活动、翻身时应注意保持尿袋位置低于耻骨联合，以防尿液返流。病情允许的情况下嘱老年人多喝水，每日尿量保持在 2500 毫升以冲洗尿路，减少感染 |
| 健康教育 | 指导慢性尿潴留的老年人养成良好的排尿习惯，保持会阴部清洁。合理饮水，在保证水分充足的情况下，防止一次摄入过多的水分 |

（4）为临终老年人（女）行留置导尿的相关照护操作见表 3.55。

表 3.55　为临终老年人（女）行留置导尿操作流程

| 内容 | | 操作步骤 |
| --- | --- | --- |
| 操作前准备 | 环境准备 | 环境清洁安静，关门窗，调节室温，屏风遮挡，符合无菌技术要求 |
| | 照护人员准备 | 衣帽整洁，清洗并温暖双手，戴口罩 |
| | 物品准备 | 无菌持物钳及钳筒、会阴消毒包、无菌导尿包、一次性导尿管、一次性集尿袋、10 毫升注射器、生理盐水、一次性尿垫、浴巾、棉签、络合碘、一次性手套、无菌手套、医用垃圾桶、生活垃圾桶、屏风 |
| 操作过程 | 评估及沟通 | 评估老年人年龄、病情、意识状态、会阴及膀胱充盈情况 |
| | | 向老年人说明操作方法及目的，取得同意和配合 |
| | 调整体位 | 协助老年人取平卧位，双手交叉放于胸前，被子折叠盖住胸腹部 |
| | | 脱下近侧裤腿，盖于对侧腿上，将浴巾盖于近侧腿上，双腿屈曲，外旋外展 |
| | | 臀下垫一次性垫巾，暴露会阴部 |
| | 初步消毒 | 检查消毒包，打开，倒入适量消毒液 |
| | | 戴清洁手套 |
| | | 右手持止血钳夹消毒液棉球从上至下、从外向内擦洗阴阜、腹股沟、大阴唇、小阴唇、尿道口、阴道口和肛门。一个棉球限用一次，消毒方向不折返，消毒顺序正确，动作轻柔 |

表 3.55（续）

| 内容 | | 操作步骤 |
| --- | --- | --- |
| 操作过程 | 再次消毒 | 擦完后，撤去会阴消毒包，初步处理医用垃圾 |
| | | 开无菌导尿包，倒入消毒液，备好生理盐水、导尿管、无菌注射器、集尿袋 |
| | | 戴无菌手套 |
| | | 铺孔巾，与无菌巾形成一无菌区 |
| | | 整理用物，检查导尿管通畅情况，检查气囊是否完好，连接导尿管和集尿袋，润滑导尿管前端，备用 |
| | | 左手分开并固定小阴唇，右手持血管钳夹棉球消毒尿道口、两侧小阴唇内侧，每个棉球用一次，污棉球及用过的血管钳放在弯盘内并移开 |
| | 插管与固定 | 嘱老年人深呼吸，插管，插入尿道 4 ~6 厘米，见尿液流出再插入 5 ~7 厘米 |
| | | 根据导尿管上注明的气囊容积向气囊注入等量的生理盐水，检查导管固定有效 |
| | | 将集尿袋挂于床旁，低于耻骨联合水平 |
| | 整理 | 撤下导尿用物，垃圾丢至医疗垃圾桶 |
| | | 脱手套 |
| | | 及时撤出浴巾，协助老年人穿裤及取舒适体位，整理床单位，开窗通风 |
| | | 洗手 |
| | 记录 | 记录导尿时间、尿液性状和量、操作者 |
| | 健康宣教 | 鼓励老年人养成良好排尿习惯 |
| | | 指导老年人翻身活动时注意尿袋保持低位 |
| | | 注意会阴部卫生 |
| 注意事项 | | 操作时注意保持无菌，防感染 |
| | | 插管时误入阴道应立即拔管，换管重插 |
| | | 每天消毒尿道口及会阴 2 次 |
| | | 活动、翻身时应注意保持尿袋位置低于耻骨联合，以防尿液返流 |

### 3.3.10 水肿

水肿是指人体组织间隙有过多液体导致组织肿胀。根据液体分布情况可分为全身性水肿和局限性水肿，而体腔内液体积聚过多称为积液，为水肿的特殊形式，如胸腔积液、腹腔积液、心包积液等。

（1）水肿的常见原因及表现见表3.56

**表3.56 水肿的常见原因及表现**

| 分类 | 常见原因及表现 |
|---|---|
| 全身性水肿 | 1. 心源性水肿：常见于充血性心力衰竭和缩窄性心包炎，表现为身体下垂部位的水肿，常伴颈静脉怒张、肝大等体循环淤血的表现，严重者可出现全身水肿合并胸水、腹水。<br>2. 肾源性水肿：见于各型肾炎，如急慢性肾小球肾炎、肾盂肾炎、肾病综合征、肾小管病变、肾衰竭等。表现为晨起时眼睑与颜面水肿，严重者可发展为全身水肿。<br>3. 肝源性水肿：见于各种肝脏疾病，如肝炎、肝硬化、肝坏死、肝癌等。主要表现为腹水，很少出现头面部及上肢水肿。<br>4. 营养不良性水肿：常见于各种原因引起的低蛋白血症，水肿从组织疏松处开始，而后扩展至全身，身体低垂部位水肿显著。<br>5. 药物性水肿：可见于肾上腺糖皮质激素、雌激素、雄激素等药物应用过程中，一般认为与水钠潴留有关 |
| 局限性水肿 | 常由炎症、静脉栓塞、淋巴性回流受阻、变态反应等原因引起，以炎症性最为常见 |

（2）水肿照护措施见表3.57。

**表3.57 水肿的照护措施**

| 照护措施 | 详细内容 |
|---|---|
| 加强病情观察 | 观察老年人的意识和生命体征，注意有无局部及全身的压迫症状。观察老年人水肿部位、水肿程度，准确记录尿量和24小时出入水量。定期测量老年人血压、体重和腹围的变化。警惕有无少尿、无尿、血压升高、恶心呕吐、胸闷气急等情况，及时报告医生并处理 |
| 皮肤护理 | 避免在水肿部位穿刺、注射、输液和测血压。保持皮肤清洁干燥，及时处理破损皮肤，定时变换体位，协助翻身，局部按摩，合理使用气垫床，预防压疮。阴囊水肿者，可用绵垫托起阴囊 |
| 遵医嘱用药 | 遵医嘱使用利尿消肿药，观察药物疗效及副作用 |
| 饮食护理 | 给老年人合理饮食，保证充足的蛋白质、维生素、热量摄入。水肿者应限制钠盐和水分的摄入量。轻度水肿老年人每日钠盐摄入量应低于6克，严重水肿老年人每日钠盐摄入量应低于2克。除此之外，还应限制含钠量高的食物及饮料 |

### 3.3.11 睡眠障碍

睡眠障碍是指睡眠量及质的异常。常见的睡眠障碍有失眠、发作性睡眠、睡眠过度、睡眠剥夺、梦游症、梦魇症、睡惊症等。失眠是指睡眠的时间和质量不满足并影响日间社会功能的一种主观体验，失眠症是临终老年人最常见的睡眠障碍。

（1）临终老年人失眠的常见原因见表3.58。

**表3.58 临终老年人失眠的常见原因分析**

| 分类 | 原因分析 |
|---|---|
| 精神因素 | 对疾病死亡的焦虑、紧张、恐惧均可引起失眠，精神因素解除后，失眠可改善 |
| 躯体因素 | 各种疾病引起的疼痛、瘙痒、咳嗽、腹泻、恶心等不适症状均可引起入睡困难和睡眠浅 |
| 环境因素 | 环境的改变可导致失眠，适应后会有所改善 |
| 药物因素 | 利血平、甲状腺素等药物可引起失眠，停药后会恢复。失眠药长时间使用可造成药物依赖性失眠 |
| 大脑弥散性病变 | 各种因素引起的大脑弥散性病变早期症状可表现为失眠 |

（2）临终老年人失眠的主要表现。失眠主要表现为入睡困难、易醒、多梦、早醒，甚至通宵不眠。因睡眠质和量不足，常伴有头晕、乏力、心悸、注意力不集中、健忘、易怒等。

（3）失眠的照护措施见表3.59。

**表3.59 失眠的照护措施**

| 照护措施 | 详细内容 |
|---|---|
| 创建良好的睡眠环境 | 布置良好睡眠环境，减少嘈杂，温湿度适宜，光线强度合适。合理安排照护措施，尽量减少睡眠干扰 |
| 加强心理护理 | 注意观察临终老年人精神心理变化，及时缓解焦虑、恐惧的情绪，合理使用放松技术促进睡眠 |
| 促进身体舒适 | 为临终老年人做好晚间护理，做好个人卫生，选择合适的卧位，保持呼吸道通畅，减轻疼痛，促进舒适和放松 |
| 合理使用药物 | 遵医嘱使用安眠药，合理安排用药时间，观察老年人用药后睡眠情况以及有无药物不良反应 |

表3.59（续）

| 照护措施 | 详细内容 |
|---|---|
| 建立良好的睡眠习惯 | 规律作息，睡前避免过度兴奋，避免饮用咖啡、可乐、酒、浓茶等刺激性饮料。避免夜间过多饮水导致频繁小便。睡前可采用听轻音乐、泡脚、做放松操等方式促进睡眠 |

## 3.3.12　意识障碍

意识障碍是指个体对外界环境刺激缺乏正常反应的一种精神状态，常因大脑神经中枢功能受损引起。

（1）临终老年人意识障碍的常见表现见表3.60。

表3.60　意识障碍的常见表现

| 程度 | 常见表现 |
|---|---|
| 嗜睡 | 嗜睡是最轻的意识障碍。表现为持续的睡眠状态，能被唤醒，醒来后意识基本正常，能准确回答问题，但反应迟钝，停止刺激后继续入睡 |
| 意识模糊 | 较嗜睡程度更深，表现为思维语言不连贯，对时间、地点、人物定向障碍，出现错觉、幻觉、躁动不安、谵语、精神错乱 |
| 昏睡 | 呈熟睡状态，较强烈刺激可唤醒，醒后不能正常对答，刺激停止后又进入熟睡状态 |
| 昏迷 | 昏迷是最严重的意识障碍。<br>1. 浅昏迷：意识活动大部分丧失，随意活动消失，对声、光刺激无反应，对疼痛刺激有痛苦表情及躲避反应。各种生理反射反应（如吞咽、咳嗽、角膜、瞳孔对光反应等）存在，体温、脉搏、呼吸基本正常。<br>2. 中度昏迷：对外界一般刺激均无反应，强烈刺激可见防御反射，角膜反射减弱，呼吸节律紊乱，可见周期性呼吸或中枢神经性过度换气。<br>3. 深昏迷：意识完全消失，对各种刺激皆无反应，各种生理反射消失，呼吸不规则，血压下降，大小便失禁，全身肌肉松弛，去大脑强直 |

（2）临终老年人意识障碍的评估。对临终老年人意识状态的评估可以使用格拉斯哥昏迷评分表（Glasgow Coma Scale，GCS）进行测评。评分项目包括睁眼反应、运动反应和语言反应3个项目，对3个项目分值相加得总分，即为意识障碍的客观评分。该量表总分为3～15分，15分表示意识清楚，12～14分为轻度意识障碍，9～11分为中度意识障碍，8分以下为昏迷，分数越低则意识障碍越重。值得注意的是，应以评判时的最好反应计分，注意运动评分左右侧可能不同，用较高的分数进行评分（见表3.61）。

表 3.61 GCS 昏迷评分表

| 项目 | 反应 | 得分 |
| --- | --- | --- |
| 睁眼反应 | 正常睁眼 | 4 |
| | 呼叫后睁眼 | 3 |
| | 疼痛刺激后睁眼 | 2 |
| | 任何刺激均无睁眼反应 | 1 |
| 运动反应 | 可按指令动作 | 6 |
| | 对疼痛刺激能定位 | 5 |
| | 对疼痛刺激有肢体退宿反应 | 4 |
| | 疼痛刺激时肢体过屈(去皮质强直) | 3 |
| | 疼痛刺激时肢体过伸(去大脑强直) | 2 |
| | 对疼痛刺激无反应 | 1 |
| 语言反应 | 定向能力正确,能清晰表达自己的名字、居住城市或当前所在地点、当年年份和月份 | 5 |
| | 定向能力障碍,有答错情况 | 4 |
| | 完全不能进行对话,只能说简短句或单个字言语模糊不清,字意难辨 | 3 |
| | 对疼痛刺激仅能发出无意义叫声 | 2 |
| | 任何刺激均无语言反应 | 1 |

(3) 对临终老年人的意识障碍的照护措施见表 3.62。

表 3.62 临终老年人意识障碍的照护措施

| 照护措施 | 详细内容 |
| --- | --- |
| 加强病情观察 | 密切观察临终老年人生命体征、意识障碍程度、瞳孔的变化,有异常变化时及时通知医生抢救 |
| 良好的环境 | 调节室内温度 22 ~ 24℃,湿度为 50% ~ 60%。每日 2 次开窗通风,每次 30 分钟。室内每日 2 次紫外线消毒,每次 30 分钟。地面用含氯消毒液擦拭,降低空气中的细菌指数 |
| 体位护理 | 昏迷老年人采取平卧位,头偏向一侧,保持呼吸道通畅,防误吸和窒息。病情允许下也可采取侧卧位。颅内压增高的老年人应采取头高脚低位,以减轻脑水肿 |

表3.62（续）

| 照护措施 | 详细内容 |
| --- | --- |
| 预防压疮 | 保持皮肤清洁干燥，床褥平整无痕。定时翻身，局部按摩，预防压疮 |
| 日常护理 | 每日2次口腔护理，预防口腔感染。行口腔护理时，禁止漱口，棉球不宜过湿，防止棉球遗留口腔。眼睑不能闭合者，可用油纱布覆盖，防止异物落入眼内，防止角膜结膜干燥。指(趾)甲长者应剪去。有尿潴留或尿失禁可留置尿管导尿，做好尿道口和会阴部的护理 |
| 安全护理 | 意识障碍的老年人必须加床栏，防止坠床。抽搐的老年人应有专人看护，口腔内应加牙垫，防舌咬伤 |

## 3.4　尸体护理

尸体护理是对临终老年人安宁照护的最后步骤，涉及护理技术、心理、社会、宗教等多方面，是对死者的尊重，也是对其家属心灵的慰藉，彰显了人道主义精神。

### 3.4.1　人体死亡的过程

人体的死亡，大致经过三个时期（见表3.63）。

表3.63　死亡的分期及表现

| 分期 | 表现 |
| --- | --- |
| 濒死期 | 又称为临终状态，标志着死亡的开始。在这一阶段，老年人的机体功能出现严重紊乱，中枢神经系统功能被抑制，意识变得模糊甚至丧失，各种反射活动减弱或消失，肌张力下降，心跳呼吸减弱，血压下降，代谢障碍。此时期的长短因人而异 |
| 临床死亡期 | 又称为个体死亡期。在这一阶段，延髓处于深度抑制状态，老年人表现为心跳、呼吸停止，瞳孔散大固定，各种反射消失，但组织细胞仍有微弱的代谢活动。此阶段一般维持时间在5～6分钟，低温环境下可持续1小时或更久 |
| 生物学死亡期 | 称为脑死亡期，是死亡过程的最后阶段。在这一阶段，神经系统活动及各器官的新陈代谢相继停止，出现尸冷、尸斑、尸僵、尸体腐败等现象 |

### 3.4.2 死亡后尸体的变化

表 3.64 死亡后尸体的变化

| 常见变化 | 说明 |
|---|---|
| 尸冷 | 老年人死亡后,新陈代谢停止,尸体的温度逐渐降低,直至与周围环境温度接近 |
| 尸斑 | 指老年人死亡后,出现在尸体低下部位皮肤的紫红色斑块。一般于死亡后 2 ~4 小时出现,是由于死亡后心血管内的血液缺乏动力而沿着血管网坠积于尸体位置底下部位而引起 |
| 尸僵 | 指老年人死亡后,出现的肌肉逐渐强硬僵直,轻度收缩,关节固定现象。一般于死亡后 8 小时出现,24 小时达高峰,经过 24 ~48 小时或更长时间开始缓解,到 3 ~7 天完全缓解 |
| 尸体腐败 | 指老年人死亡后,在细菌的作用下,尸体皮肤出现腐败绿斑、腐败水泡,肌肉和皮下组织因产生腐败气体而呈气肿状,尸体膨胀变形。一般在死后 24 小时后出现 |

### 3.4.3 尸体护理新理念

丧亲者在面临亲人去世时，会经历麻木、不知所措、痛苦，照护者在进行尸体料理时应做好居丧护理，应尽量给予陪伴、抚慰、认真聆听，鼓励宣泄内心痛苦，创造环境让他们哭出来以表达内心痛苦、愤怒情绪和罪恶感。尽量满足居丧者的需要，鼓励丧亲者相互安慰、相互支持，指导他们发挥暂时抑制哀伤的潜能，帮助解决实际困难。尊重尸体，操作动作轻柔，减少尸体挪动和暴露，保护死者隐私，提高家属满意度。

### 3.4.4 尸体护理技术

（1）目的。保持尸体清洁，防止液体流出；维持尸体姿势良好，易于辨认；尊重死者，安慰家属。

（2）尸体护理操作流程见表 3.65。

**表 3.65　尸体护理操作流程**

| 内容 | | 操作步骤 |
|---|---|---|
| 操作前准备 | 环境准备 | 环境安静、整洁、肃穆，必要时屏风遮挡 |
| | 照护人员准备 | 服装整洁，洗净双手，戴口罩，态度严肃认真 |
| | 物品准备 | 尸体识别卡 3 张、尸单 2 块、衣服一套、装温水的脸盆、纱布缸、无菌棉球、毛巾、笔、松节油、棉签、剪刀、血管钳（弯钳）、梳子、弯盘、手套、胶布、绷带 |
| 操作过程 | 评估及沟通 | 仔细确认尸体身份，认真填好尸体识别卡 |
| | | 评估尸体清洁状况、死者面容，检查体表有无伤口、渗液，检查有无引流管，注意肢体位置 |
| | | 了解老年人的宗教信仰、民族习惯以及遗愿 |
| | | 安慰家属，向其解释尸体护理的目的，了解家属的要求，劝其暂时离开 |
| | 撤去治疗用物 | 撤去氧气管、引流管等，检查身体，必要时缝合伤口或用蝶形胶布封闭并包扎 |
| | 安置体位 | 放平床铺，尸体仰卧，头下垫枕防止面部淤血青紫，双臂放于身体两侧，脱去衣裤，用大单遮盖尸体 |
| | 整理遗容 | 闭合口、眼。如眼睑不能闭合，可用毛巾湿敷或按摩后将眼睑闭合；如不能闭口，可轻揉下颌或用绷带托起下颌；如有义齿将其装上，维持良好遗容 |
| | | 用温热毛巾擦洗面庞，去除眼角、口周分泌物 |
| | 填塞孔道 | 夹取棉花填塞鼻、口、耳、肛门及老年女性阴道（棉花不可外露），防止尸体液体外溢 |
| | 擦洗身体 | 用微湿毛巾依次擦净上肢、胸、腹、后颈、背部及下肢，用松节油擦净胶布痕迹，更换衣服，梳好头发 |
| | 包裹尸体 | 撤去大单，将第一张尸体识别卡系于腕部 |
| | | 斜铺包尸单于平车上，将尸体移平车上，用尸单包裹尸体。绷带固定胸、腰、踝部。第二张尸体识别卡别在胸部尸单上 |
| | 尸体运送 | 等待太平间人员接走尸体，安置于停尸屉，第三张尸体识别卡交给太平间工作人员，放尸屉外 |

表 3.65（续）

| 内容 | | 操作步骤 |
|---|---|---|
| | 整理 | 消毒、清洗被服 |
| | | 室内紫外线消毒，用消毒液擦拭床架、床旁及桌椅家具 |
| | | 开窗通风、撤屏风、消毒双手 |
| | 清点遗物 | 两人共同清点遗物，贵重物品进行登记，交给家属 |
| | 记录 | 完成各项记录，记录死亡时间，注销各种执行单 |
| 注意事项 | | 老年人死亡后，照护人员应尽快取得家属同意，进行尸体护理，动作敏捷，防止尸僵 |
| | | 照护人员应始终保持严肃、认真的态度，按操作规程进行护理，尊重死者，维护隐私 |
| | | 尸体护理时应尽量避免惊扰他人 |
| | | 老年人如有传染病，应按传染性隔离要求做好终末消毒 |
| | | 妥善料理遗嘱和遗物 |

# 第 4 章

# 心理照护与社会支持

## 4.1　死亡教育

### 4.1.1　死亡教育的概念

对于死亡教育的概念，美国学者主要有以下几种代表性的观点：1975 年，Bensley 认为死亡教育是一个探讨生死关系的教学历程，这个历程包含了文化、宗教对死亡及濒死的看法与态度，希望借着对死亡课题的讨论，使学习者更加珍惜生命、欣赏生命，并将这种态度反映在日常生活中。1977 年，Kurlychek 认为死亡教育是一个促进人们意识到死亡在生命中所扮演的角色，并提供课程结构以协助学生见证死亡的真实性，而将之整合于生命中的历程。Leviton 认为死亡教育是一个将有关死亡的知识及其应用传递给人们及社会的发展历程。1977 年，美国《死亡教育》杂志创刊，将死亡教育定义为“向社会大众传达适当的死亡相关知识，并因此造成人们在态度和行为上有所转变的一种持续的过程”。1980 年，Wassetal 认为死亡教育是以教导死亡这个课题为主题的正式教学或教学团体，包括了教学目标、课程内容、教学方法以及教学评价。除了正式教学之外，也广义地包含非正式的、非直接的、偶发的、自然的、定期与不定期的与死亡相关的教学。1982 年，Fruehling 认为死亡教育从不同层面，如心理学、精神、经济、法律等方面，增进人们对死亡的认识。死亡教育也是预防教学，以减少各式各样因死亡而引发的问题，并进一步增进人们对生命的欣赏；Gibsonetal 认为死亡教育是探讨有关死亡及濒死的因素及其与生存的关系之不断持续的过程；Glass 和 Trent 认为死亡教育是探讨人际关系以及人与世界之间的关系，死亡教育帮助人们深入思考这些问题，延长人们的生命及增进人际关系的品质。1997 年，Corretal 认为死亡教育是有关死亡、濒死与丧恸的教育。

我国有学者提出：死亡教育即关于死亡的教育，就是通过探讨死亡本质以促进人们深思人与自然、社会的关系，正确地认识死亡，克服对死亡的恐惧与焦虑，活出生命意义的教育。

### 4.1.2 我国死亡教育的发展概况

我国死教育的发展概况如表 4.1 所示。

**表 4.1 中国死亡教育发展概况**

| 地区 | 发展概况 |
| --- | --- |
| 中国台湾 | 我国台湾地区的死亡教育深受中国文化和日本文化的影响，开始于 20 世纪 70 年代初，直至 20 世纪 90 年代初才引起广泛的关注，但是教育学术领域研讨死亡较少见。1997 年台湾成立了第一所与生死相关的研究所，大学、中小学校逐渐开设生死学课程，教育界引入死亡教育，称为“生死教育”，2001 年定为台湾的“生命教育年”。包括台湾东海大学、元智大学、辅仁大学在内的众多院校，均开设了相关生死教育课，并将其定性为必修课程。2009 年台湾仁德医护管理专科学校开设生命关怀事业科在职专班，首创死亡体验课程，2010 年建构“生命礼仪实务教学中心”，除设有悲伤辅导、临终关怀、多功能奠礼堂等专业教室外，还有 1 间放置特制棺材的死亡体验室，让学生完整体验死亡过程。学生躺进棺材，惊觉“很多事还没做”，而更懂得要更珍惜、把握生命，该校还开发了死亡教育、临终关怀、殡葬文化等一系列课程以及服务项目和产品。目前台湾建立了一支专业的死亡教育和临终关怀队伍，在近几年的世界华人长期照护会议上有典型案例进行学术交流 |
| 中国香港 | 香港死亡教育兴起于 20 世纪 90 年代，发展迅速。随着香港安老计划的实施，死亡教育伴随着临终关怀踏入了专业化发展路径。2006 年，香港大学行为健康科研活动中心开展大型活动——“完善生命计划”，提供死亡教育相关专业培训，使 7 万余人受益。此后，有关死亡和生命的教育在香港蓬勃发展，香港中文大学、岭南大学等高等院校将死亡教育纳入通识课程 |

表4.1（续）

| 地区 | 发展概况 |
|---|---|
| 中国大陆 | 中国大陆由于受民族的、传统的思想文化影响等原因，存在“重生忌死”思想，使得国人迄今为止仍对死亡讳莫如深，人们忌讳谈论死亡，对与“死”相关的一切都避之不谈或忌讳提及，如谐音的“4”、白色的不吉利和黑色的“死气沉沉”等。这些禁忌在潜意识里阻碍了人们对死亡问题的正视与思考，使我国死亡教育的发展速度缓慢，其理论探讨极为薄弱，死亡教育几乎是空白。20世纪90年代开始，死亡教育被研究者所关注。后来随着癌症死亡人数上升、自杀现象严重、人口老龄化等问题，使死亡问题受到社会的普遍关注，正在逐渐推动死亡教育的发展。但是，死亡教育在我国还没有真正引起相关政府部门、教育界的关注，目前没有正式的关于实施死亡教育的文件，也没有在中小学开设死亡教育的课程。值得欣喜的是，近期查阅文献发现针对幼儿园、小学、初中、高中、医学生等各年龄阶段死亡教育的研究文献逐渐增多。更有研究者提出全民普及死亡教育理念，得到众多学者认可，死亡教育也成为极具发展潜力的新型学科 |

## 4.1.3　死亡教育的原则和意义

### 4.1.3.1　死亡教育的原则

表4.2　死亡教育的原则与内容

| 原则 | 具体内容 |
|---|---|
| 理论与实践相结合 | 死亡教育要求将理论与实践紧密相结合，既要有理论学习，还要进行丰富多彩的实践活动，例如死亡体验、小组讨论、角色扮演、爱心活动等实践课程，将理论融合到实践中探讨学习感悟生命的意义和价值 |
| 共性和个性相结合 | 在死亡教育实施过程中，多数人适用于共性理论、方法、内容和技能，而特殊群体和有个体差异的教育对象，应根据其个性特征和具体情况选择恰当的方式实施教育，以确保达到理想的效果。每个参与学习的个体由于受年龄、民族、受教育程度、宗教信仰以及人生观等不同，而导致个体的死亡态度和死亡观也不尽相同，因此，死亡教育方法也需要因人而异、因地制宜，注意共性和个性相结合的原则 |

表 4.2（续）

| 原则 | 具体内容 |
| --- | --- |
| 教育引导和主动参与相结合 | 良好的死亡教育往往是教育者采取恰当的方式和方法，科学引导和启发受教育者；另一方面，学习者要主动积极参与教育，发现问题并能应用所学尝试解决问题，如此才能获得理想的教育效果 |
| 科学性和时代性相结合 | 死亡教育涉及了医学、护理学、心理学、社会学、哲学、伦理学、法学等学科范畴。从业人员必须具有渊博的知识、熟练的技能，涉及的内容应体现科学性。另外，死亡教育还要体现时代精神，有利于社会物质文明和精神文明建设。既要坚持辩证唯物主义和历史唯物主义，又要发扬中华优秀传统文化，消除伪科学和封建迷信，充分展示现代科学技术发展的新理论、新知识、新技能以及新成果 |

#### 4.1.3.2 死亡教育的意义

死亡教育表面上理解是谈论死亡，实质是探讨人生的意义。生命是神圣的，人的生命是对人生价值和意义的深刻体验，通过死亡教育可以使人们更珍爱生命，提高生活质量，教育人们活得更有意义。死亡教育不仅让人们懂得如何活得健康、活得有价值、活得无痛苦，而且还要死得有尊严。它既强化人们的权利意识，又有利于促进医学科学的发展，通过死亡教育，使人们认识到死亡是不可抗拒的自然规律。目前，我国已进入老龄化社会，人口老龄化问题已经引起社会的广泛关注。工作的丧失、生理功能的减退和社会关系的变化均使得老年人承受着沉重的心理负担，很多老年人感受不到生活的意义。死亡教育让他们学会调适不健康、趋向死亡的心理，重新认识生命的意义，可从容地面对死亡。死亡教育也是破除迷信和提高素养的教育，是社会精神文明发展的需要，也是人生观教育的组成部分。面对生死问题逐渐增多的社会，死亡教育对于死亡及濒死的正确理解，以及充分认识生命的本质是非常必要的。死亡教育可以引导人们对死亡本质做深层次的思考，进而追寻人生意义和探寻内心深层次精神世界，使人们正确认识死亡和濒死，珍惜拥有的一切，更加努力进取创新，使有限的人生更有价值而充实。

### 4.1.4 死亡教育的目的和作用

死亡教育的目的是引导人们正确对生死进行思考，懂得死亡是不可抗拒的自然规律，从而树立科学、合理、健康的死亡观；使人们辩证地认识死亡的各种表象、情境和反应；消除人们对死亡的恐惧、焦虑等心理现象，主动思索人生意义以及死亡相关问题，使人们坦然面对死亡，学习死亡的心理过程以及死亡对人们的心理影响，为处理自我之死以及亲人之死做好心理上的准备；懂得尊重、维护和不伤害他人的生命；了解死亡的原因、预防与延缓死亡的措施；勇敢地正视生老病死的问题；加深人们对死亡的深刻认识。使更多的人认识到人生包括优生、优活、优死三大阶段，并将这种认识转化为珍惜生命、积极生活、坦然面对死亡，不留遗憾地走过人生（见表4.3）。

**表4.3 死亡教育的作用**

| 死亡教育的作用 | 具体内容 |
|---|---|
| 帮助人们正确认识死亡 | 死亡教育帮助人们正确认识死亡,并对人生和死亡进行思考,帮助人们正确评价自己的生活,进而鼓励人们积极面对困难和挫折,不断完善自我,提升自己的生活状态,缓解临终者及其家属的恐惧、焦虑心理。死亡教育针对受教育者的心理特点,致力于提高人们对生命质量和生命价值的认识。通过死亡教育,使人们可以真实地表达内心的感受,得到家属的支持,认识到自己的价值和意义。由于受传统文化的影响,通常人们在日常生活中忌讳谈论死亡,人们幻想着不谈论、不去想,死亡就不会来临。良好的死亡教育可以破除这种无知的幻想,使我们正视这些冲突的信息,以健康科学的观点来谈论生死,提升人类文明水平,提高人口素质。死亡文明有三个基本要求:文明终（临终抢救要科学和适度）、文明死(要从容、有尊严地优死）和文明葬(丧葬的文明化改革)。文明死是死亡文明中的中心环节部分,尚存在着盲目和愚昧,只有对全社会进行健康的生死观和死亡文明教育,才能促进社会崇尚科学文明死亡的良好风尚 |
| 帮助人们正确面对死亡 | 死亡教育可促进人们树立正确的人生观和价值观,死亡会使人对人生的价值及意义做深刻的探讨和思索,会使人充分体会“置之于死地而后生”的境界,从而珍惜生命的每一天。每个人可以使用有效的解决问题的技术与策略,来处理生命过程中各种冲突 |
| 帮助人们安然接受死亡 | 死亡教育可以帮助人们对死亡有正确的认识,理解生与死是人类自然生命里的必然组成部分,是不可抵抗的自然规律,是谁都不能逃避的事实,能直言不讳地谈论有关死亡的问题,一方面有利于人们主动积极生活,另一方面为临终者的后事做妥善的安排,帮助临终者公开地为自己的死后做准备,例如尽可能满足心愿并提供帮助、立遗嘱、希望营造何种去世情景、丧葬仪式的选择、遗体如何处理等。自始至终维护临终者的尊严,从而提高生命最后阶段的质量 |

表 4.3（续）

| 死亡教育的作用 | 具体内容 |
| --- | --- |
| 预防自杀 | 经济社会的发展伴随而来的是工作生活的压力、心理的困惑、疾病的折磨等，使得部分人不能很好地调节心理状态，也无法解决面临的问题，可能会采取极端的手段结束生命。特别是一些临终老年人不堪忍受病痛折磨，在他们以死亡解除痛苦的要求得不到同意的情况下，也会采用自杀的手段结束生命。死亡教育可使人们树立科学的死亡观，预防自杀行为，建立自身的责任感和义务感，正确对待荣辱得失，珍惜生命，从而避免自杀行为所致的不良后果和影响 |
| 对临终者的家属予以支持和安慰 | 如没有提前干预，对临终者的家属进行死亡教育，往往会出现由于亲人的离世，死者亲属很难接受死亡的事实，有些人表现为悲痛欲绝，精神痛苦更为强烈，且持续时间很长。亲人去世对其家属打击很大，家属的哀伤期会相对较长，严重者甚至影响身体健康和正常生活的恢复。而良好的死亡教育可使死亡后亲友的心理得以平衡，给予家属以慰藉、关怀，疏导悲痛过程，减轻由于死亡引起的一系列问题 |
| 提高临终关怀工作者的素质 | 临终关怀工作者必须接受死亡教育，提高自身对死亡科学认识的同时，还能够提高对临终者及家属身心整体照护的能力。针对死亡不同阶段的心理特点，维护临终者的尊严，帮助临终者坦然面对死亡，同时也可帮助丧亲者减轻哀伤，尽快回复正常的生活 |

### 4.1.5 死亡教育的内容

首先要认识生命本质。青少年的健康成长，离不开对生命本质、历程、衰老及循环过程的正确认识。死亡教育离不开对生命意义的探索和阐述，人们只有懂得生命过程的复杂、生命历程的艰难和生命的不易，才能更容易理解与死亡相关的知识。中国传统文化导致可能出现对死亡教育采取回避的现象，这容易使人们对死亡教育陷入无知、片面或畸形的认识当中，让一些原本可以解决的问题，却以极端的自杀或伤害他人的方式解决。

在中国传统生死文化中禁忌主动公开讨论死亡，认为涉及死亡是不吉利的事，所以非常忌讳谈论死亡相关的一切事情，而一旦死亡事件真正来临时，临终者及家属由于没有做好充分的思想准备和其他准备，往往表现出束手无策、恐惧焦虑、伤心欲绝。死亡是生命的一部分，是机体生命活动和新陈代谢的终止，是生命中不可避免的一段经历。儿童自幼开始对死亡存有好奇与疑问，如得不到父母、老师的正确教导，很容易受到夸大、不实、扭曲和神秘的关于死亡报道的影响，使一些儿童或青少年产生错误或片面的认识，产生负面且复杂的情绪，容易发生一些生命的悲剧。所以，了解死亡文化有助于全面提高对死亡的认识（见表4.4）

**表4.4 死亡教育内容**

| 死亡教育 | 具体内容 |
| --- | --- |
| 对死亡应有的态度 | 正确认识了死亡，才能端正对死亡的态度，学会积极主动生活，珍惜生命中度过的每一天。以全新的价值观、生死现和伦理观来看待生命与死亡。对老年人应建立“生死渗透”的理念，即“死”并非出现在生命的终点，而是渗透于人生的整个过程之中。例如，人身体中的细胞每时每刻都在新陈代谢，这是生中有死的表现之一；人每天度过的时光将永远过去，不可能再现，也相当于是“死去”的时光。“生死渗透”的理念提醒人们，在“生”的过程中不要忌讳死亡的问题，以正常的心态感悟相伴于“生”之“死”的问题。如果一个人真正理解了“生死渗透”的原理，必然能消除对死亡的恐惧，珍惜生命，珍惜时光，积极地度过自己的一生 |
| 死亡相关的知识和能力 | 死亡教育者要有高尚的情操，以坦然的态度与临终者沟通。死亡是一个无法摆脱的事实，面对即将走到生命尽头的老年人，我们不可漠视、害怕或逃避，而应本着人道主义关怀精神，以专业的理论和知识，与其进行有效的沟通和引导，将其痛苦减少到最低程度。与临终者的沟通内容有：解释死亡是自然规律，了解对威胁生命的急、危、重症处理，介绍临终关怀、器官的捐赠与移植，交流有关死亡的事务，例如遗体的处理方式、殡仪馆的角色及功能、葬礼的仪式和选择、丧事的费用等，与死亡有关的法律问题，如生前预嘱、遗嘱、继承权和医疗保险等，进行个人价值反思，如何促进生活质量，怎样让临终者提高生活质量 |

现代理解死亡在生物学、心理学和社会学的意义不同：生物学的死亡，指的是身体功能、器官及所有生命系统的不可逆的停止；心理学方面的死亡，指的是个体心理活动的停止，有感觉但无意识和行为；社会学上的死亡，指的是人类有意义生命的消失，没有思想，没有感觉。

### 4.1.6 为临终老年人进行死亡教育的方式

以临终老年人为死亡教育对象的组织分为固定型组织和聚散型组织。固定型组织是指各类专业临终关怀机构，临终关怀团队人员通过与临终老年人及其家属讨论死亡意义和如何应对，消除晚期老年人及其家属对死亡的恐惧和焦虑，帮助临终老年人安宁舒适地度过人生最后阶段；而聚散型组织是指松散型的社会团体组织，例如抗癌组织、艾滋病关爱组织、白血病病友组织等，组织成员都患有相同的难以治愈的疾病，这些成员自发形成的组织，互相鼓励、寻求安慰、提供支持走到一起，帮助成员到了疾病终末期对死亡不再惧怕，能够坦然面对。

## 4.1.7 生前预嘱

### 4.1.7.1 生前预嘱的概念

生前预嘱（Leving will）是指人们在健康或意识清醒时预先签署的、说明在不可治愈的疾病末期或临终时要或不要哪种医疗护理的指示性文件。换言之，生前预嘱是一份在本人清醒时自愿签署的文件，明确表达本人在生命末期希望或放弃使用什么种类的医疗护理，包括是否使用生命支持系统（如气管切开、人工呼吸机和心脏电击等）和如何在临终时尽量保持尊严等内容。

生前预嘱具有以下几个特点：首先，它是在本人清醒时签署的，具有自愿性；其次，这份文件只有当他本人处于生命末期时才启用，具有时效性；最后，它是签署者本人在生命末期时接受医疗护理的愿望，具有指示性。但研究发现，生前预嘱不能仅仅只是一个愿望的表格，不能只包括申请人本人医疗护理方面的预嘱，还应该包括临终实施医疗护理的决策者意见、遗体和器官捐献及遗产分配等方面的预嘱。

人们极容易把“安乐死”和生前预嘱提倡的“尊严死”相混淆，实际上两者存在明显的区别。安乐死是指对于身患绝症、治愈无望处于难以忍受的极端痛苦之中濒临死亡的老年人，应其本人要求，采取措施使其死亡或加速死亡，是一种由医生对末期老年人施行的主动的致死行为。生前预嘱提倡的“尊严死”，是根据申请人本人清醒时对于不使用生命支持系统的选择，如心肺复苏术、人工呼吸机等人工设备，被认为是既不加速死亡也不做毫无意义的延迟死亡，是一种更接近自然状态的死亡。

### 4.1.7.2 生前预嘱的意义

生前预嘱的意义见表4.5。

**表4.5 生前预嘱的意义**

| 生前预嘱意义 | 具体表现 |
|---|---|
| 正视死亡 | 生前预嘱正视死亡的客观存在。虽然现今医学日新月异，新理论、新技术、新药物层出不穷，但仍然有许多疾病是不可治愈的，而且衰老本身也是不可逆转的。因此，死亡是一件不可回避的事 |

表4.5（续）

| 生前预嘱意义 | 具体表现 |
| --- | --- |
| 正视家庭和社会面临的现实问题 | 安度晚年或者无疾而终是非常难得的。除自然灾害、意外伤害等情况外，大部分人都必须经历衰老失能、疾病痛苦、临终折磨等令机体和内心都惊恐的过程，这也是家庭和社会需要面对的问题 |
| 避免过度医疗 | 生前预嘱为合理利用医疗资源和化解矛盾提供了解决途径。医疗资源的合理分配、合理利用，避免对临终病患的过度医疗，病患群体与医疗机构都需要斟酌。生前预嘱可部分化解过度医疗与临终者意愿之间的矛盾 |
| 实现尊严死 | 生前预嘱一直提倡“尊严死”，指导人们在生命末期选择自然且有尊严地离世，做到对生命的最大尊重。这是一种理性的选择，并非求死权，是在疾病不可治且死亡不可避免的情况下，停止被动延续生命的医疗措施，是对生命终末期质量的关怀 |
| 体现了人性的关怀 | 生前预嘱的实施是人类社会文明进步的表现。在物质不充足时期，人类为生存而劳碌，对于生命的重视在于保障生存和延续生命。随着科技及经济的发展，社会文明凸显，对于生命质量的追求逐步超过对简单生存时间的追求。与此同时，医学模式也趋向于人性关怀，从单纯关注疾病演变为关注人本身和人的社会性。重点关注人的生活质量。而在医疗机构的重症病房，部分老年人虽然已是疾病终末期，但仍全身插满各种管道例如氧气管、胃管、导尿管、PICC、穿刺管等，连接诸多监护治疗仪器，而家属往往被限制探视，生死离别时亲人不允许陪伴身边，对临终者及其家属都是人性化关怀不足，留下遗憾 |
| 缓解家庭及社会压力 | 生前预嘱是维护社会安定的有益尝试。因为晚期疾病常使老年人身心承受巨大的痛苦，家庭成员面对亲人的痛苦也背负沉重的心理负担和经济压力。由此产生的矛盾，甚至导致家庭破裂，加剧家庭矛盾，必然影响家庭和睦，影响临终者及其家属的人际关系，削弱社会生产力。目前的现实是各大医院人满为患，群众就医难仍是困扰医疗发展的一个问题。如何避免医疗卫生的无效和浪费，进而合理、公平、有效地分配医疗资源，生前预嘱对缓解家庭及社会压力具有积极作用，是一种有益的尝试 |

#### 4.1.7.3 生前预嘱面临的问题

我国生前预嘱有存在的必要性，也受到了人们的关注，人们开始正视和思考曾经的禁地，同时面临诸多现实的困难和问题，跟发达国家比较，国内的生前预嘱发展还有很大的差距需要跨越（见表4.6）。

**表4.6 生前预嘱面临的问题**

| 面临问题 | 具体内容 |
| --- | --- |
| 法律层面的空白 | 目前我国没有相关的法律支持,也没有相关司法解释,生前预嘱的概念尚处于民间推广阶段。现阶段我国实行生前预嘱需要一系列的相关法律并且形成体系,加之司法实践,所以很难短期实现 |
| 医学技术层面的问题 | 如何界定“不可治愈的伤病末期或临终”是一个存在困惑的问题,因为医学是不断发展的,随着医疗水平的提高,曾经不可治愈的疾病可能将来可以治愈。此外,老年人由于缺乏医学知识,不利于理性判定病情,而对于复杂的疾病,专业人士也会有不同意见,就算是相同的疾病在不同的人身上都会有不同的进展和预后。因此,在患病前或疾病早期签署的生前预嘱,到了疾病终末期仍然需要谨慎斟酌,并需要专业的评估体系,尽可能减少偏差及失误 |
| 伦理的困惑 | 我国传统文化存在“重生忌死”,忌讳死亡,不愿预先考虑临终以及临终面临的一系列问题,即使知道临终抢救是徒劳的,但对生命充满无限眷恋,越是在生命尽头,求生的欲望也愈加强烈,希望有医学和生命的奇迹出现。同时,“孝道”文化及人性与亲情的关联,即便是老年人本人放弃救治,亲属也犹豫不决,哪怕只有一线希望,也不惜一切代价去抢救亲人的生命。对于救死扶伤的医务工作者,总是希望用百分之百的努力去拯救百分之一的希望,这是医生的天职和责任。可见,生前预嘱也需要在全社会大力宣传,逐步得到人们的接受和认可 |

### 4.1.8 遗嘱

#### 4.1.8.1 遗嘱的概念

遗嘱即个人在生前遗留给后人的嘱咐，一般有两方面的含义：一是内容，即个人在生前或临死时，以各种可以被人了解的形式告知后人在自己死后的后事应该如何安排；二是载体，即用来表达遗嘱内容所使用的形式。

广义的遗嘱内容极其广泛，凡于生前或临死时建立的与处理后事有关的口头嘱托或书面字据，均可称为遗嘱，包括财产、身份、情感、道德和隐私等。狭义的遗嘱即法律意义上的遗嘱（testament will），亦即继承法上的遗嘱，是指自然人生前按照法律规定和方式处分自己的财产及与财产相关的事务，并于死后发生法律效力的单方民事法律行为。遗嘱这一法律行为于自然人死后发生法律效力，并且这一效力的发生既不依赖于他人的意志，又不受他人意志的影响。

遗嘱具有以下法律特征：遗嘱是单方法律行为，遗嘱不能代理，遗嘱是可以废止的民事法律行为，遗嘱于遗嘱人死亡后才发生法律效力，遗嘱是要式法律行为，即必须履行某种特定的形式才能成立的法律行为。

#### 4.1.8.2 遗嘱继承

遗嘱继承是法定继承的对称，产生于法定继承之后，然而遗嘱继承制度已有久远的历史，遗嘱继承制度的产生和私有制有着密切的联系。在我国古代，也早就有关于遗嘱的记载。虽然继承方式以法定继承为主，但官方和民间均承认遗嘱继承的效力。在汉代，法律就明文规定遗嘱继承是一种财产继承方式。汉代法律不仅规定了设立遗嘱的程序，也规定了继承人的范围以及养子女的继承权问题。汉代遗嘱被称为“先令”，死者可以通过“先令”处置自己死后的事务，如奴婢、资财、田宅等。到了唐宋，遗嘱的称谓有了不同的变化，有遗言、遗命、遗诏等，而且遗嘱所处分的事务也更加宽泛，既包括立嗣等身份事项，也包括处分家产等财产事项以及对后世子孙的嘱托等事项。

遗嘱继承作为与法定继承相对应的继承方式，具有以下法律特征：遗嘱继承以被继承人死亡和立有合法有效的遗嘱为前提，法定继承和遗嘱继承在发生原因上不同。遗嘱人死亡未立有遗嘱，只发生法定继承，不发生遗嘱继承，或遗嘱人立有遗嘱，却因违法而无效，也不发生遗嘱继承；遗嘱继承直接体现了被继承人的意志，在遗嘱继承中，被继承人不仅可以指定继承人的范围，而且可以决定继承的顺序和继承的份额等；遗嘱继承在法律效力上优先于法定继承。被继承人死亡时，如果立有合法有效的遗嘱，则不适用法定继承；只有未立遗嘱或者还存在未被遗嘱处分的遗产时，才适用法定继承。

### 4.1.9 老年人对死亡的态度和认识

#### 4.1.9.1 老年人对死亡的态度

随着身体功能的衰退和丧失，心理与精神状态方面以及身体健康方面的变迁，老年人通常比年轻人更害怕死亡、更回避死亡。但也有学者研究认为，老年人因为都有亲人或朋友的死亡经历，会经常思考有关死亡的相关问题，反而不害怕死亡和回避死亡的问题，他们会客观面对和接受死亡的事实。一般会有以下表现(见表4.7)。

**表4.7 老年人对死亡的态度与表现**

| 态度 | 表现 |
|---|---|
| 理智对待 | 当面对死亡即将到来之时,乐观对待,安排好家庭、工作及身后之事 |
| 积极面对 | 这类老年人有强烈的生存意识,会想尽办法努力延长生命,以顽强的毅力与疾病作斗争 |
| 接纳死亡 | 很多老年人把死亡看成是自然规律 |
| 解脱 | 有些老年人由于心理、精神等方面的问题,造成他们对生活已经没有兴趣、悲观失望、不再留恋生活 |
| 惧怕死亡 | 一些老年人十分惧怕死亡,过分珍惜生命,他们不想失去美好的生活,想尽办法寻求起死回生的方法来挽救生命 |

#### 4.1.9.2 晚期老年人对死亡的态度

终末期老年人很多不愿谈及死亡的话题，但当自己意识到自己不能避免死亡的时候，大部分老年人表现得很安静。老年人对死亡的态度主要受传统思想、宗教信仰、文化程度、经济状况及与家人的关系等多方面的影响。

#### 4.1.9.3 恶性肿瘤老年人对死亡的态度

恶性肿瘤老年人面对死亡问题往往会表现出矛盾的心理，即在要求加速死亡的同时，又表现出强烈的求生欲望。有研究表明，约25%的肿瘤老年人不愿讨论死亡的话题。肿瘤诊断初期的老年人往往处在否认期，对死亡更加不愿意提及，也不愿意与医护人员交流这方面的想法。随着对疾病的认识，老年人后期当接受自己的病情后，有些老年人对死亡看得很平静，但也有部分老年人仍害怕讨论死亡，抱有侥幸心理，希望会有奇迹发生。肿瘤老年人对死亡的态度有以下几种（见表4.8）。

**表4.8 恶性肿瘤老年人对死亡的态度**

| 死亡态度类型 | 表现 |
|---|---|
| 逃避型 | 这类人群尽可能地回避与死亡相关的事物,不去想和讨论死亡的话题。大多数肿瘤老年人属于此种类型,当他们即将面临死亡威胁时,采取否定和回避的态度 |
| 悲观恐惧型 | 非常害怕和恐惧死亡,害怕死亡会夺走他们的生命与美好的生活 |

表4.8（续）

| 死亡态度类型 | 表现 |
| --- | --- |
| 积极开朗型 | 认为死亡是生命的自然历程，要抛开一切痛苦，快乐地过好每一天 |
| 自然接受型 | 这类老年人认为死亡不是人生的悲剧，而是告别现实走向天堂，他们常常以理智的心态对待死亡的到来 |
| 解脱型 | 认为死亡迟早都将降临，死亡的痛苦要远远小于生活中的痛苦，他们甚至可能主动地结束自己的生命 |

#### 4.1.9.4　中国传统文化的生死观

死亡问题是人类终极关怀的一个永恒的主题，也是中国传统伦理思想的重要内容。中国的传统文化，主要反映了历史上儒家、道家、佛家的思想，而其中尤以儒家文化的影响为甚。尊重生命、善待死亡、恬淡物欲、崇尚自然、努力实现人生价值等思想，构成了中国传统文化中儒、道生死观的伦理内涵。

“人固有一死，或重于泰山，或轻如鸿毛。”人生在世，或许可以逃避任何事情，唯独死亡是无法抗拒的。每个人别无选择地要面对死亡，要在死亡面前思考自己的生存状态。表面上看，人的必死性削弱了人的生存意义，使他在茫茫历史的积尘中湮没不闻，生老病死是人生不朽的生命历程，生的过程其实就是趋向死亡的边缘，死亡的漆黑映衬出生存的苍白。然而，透过这生死层面可发现死亡使生命变得更加可贵，死亡才是生存意义的赋予者。死亡固然重要，但更重要的是人们在面对死亡时，有一种怎样的死亡意识，这影响到人的生存状态和意义，也制约着个体人格的塑造和生存。如果没有死亡，个体生命的存在将变得冗长乏味、毫无乐趣以至于有“久生之苦”而不堪忍受的煎熬。死亡铸成了生存的悲剧结果，却激活了人们的想象力，导引生命主体怀着一种“生作人杰，死为鬼雄”般的豪迈释然的心态去寻找精神生活的家园。

中国传统的生死伦理观影响了无数人，然而，死亡从古至今都是国人忌讳的词语。人们不愿意谈论死亡，也不愿意去想它，一想到死，随之而来的都是负面联想——悲伤、恐惧。如何让人们开放地、坦诚地讨论有关死亡的话题，正确面对死亡，树立优生善终意识，是我们目前需要解决的问题。

## 4.2　心理照护

### 4.2.1　临终老年人的心理关怀

癌症发病率与死亡率的日益增加已经备受人们的关注。癌症诊断过程中心理因素的介入，例如焦虑、抑郁、恐癌等心理因素所产生的负性情绪以及消极的心理暗示不仅会直接有损病人的身心健康，还会使病人产生对临床治疗的抵触和不配合等情况，从而给临床治疗带来影响（见表4.9）。

**表4.9 临终老年人诊断过程中的心理反应与临床表现**

| 心理反应阶段 | 临床表现 |
|---|---|
| 体验期 | 此阶段老年人开始察觉到身体异常，但不知道是癌症引起的，故心理上没有特殊的改变。此时病人的心理特点为一般疾病所引起的心理应激，还未产生癌症所引起的特有的心理体验 |
| 怀疑期 | 由于病情加重及医学知识的普及，即使是非医学工作者也可能了解一些癌症的症状或表现。此时病人心理特点为高度敏感和怀疑是否进展为癌症，表现出焦虑，但又怀有希望。既想看医生又怕查出不好的疾病而忐忑不安。就诊期间常从医护人员及家属的表情和言行中揣测自己的病情，亲属和医护工作者的一言一行都会引起老年人的怀疑和情绪变化 |
| 确认期 | 对于已经确诊癌症的老年人，要不要告诉病人实情以及如何告诉是一件颇费心、思需要斟酌的事情。癌症老年人对自己病情的接受程度，研究发现，大约有50%的老年人能冷静地接受，16%的老年人对治疗诊断持否定态度，16%的老年人对诊断抱有侥幸心理，4%的老年人出现严重的焦虑、抑郁并影响老年人及家属的生活，14%的老年人极度悲观失望。因此，在向老年人宣布诊断结果时，医生和家属要充分掌握心理治疗技巧，让病人先有一个心理准备阶段，并允许病人对诊断抱有怀疑态度。医生向老年人报告诊断结果之前，应充分考虑老年人可能出现的反应，并预先协调好病情的真实性和老年人可接受程度之间的平衡，以确定通报病情的时间和方法 |

## 4.2.2 临终老年人的心理反应

1969年美国临床心理学家库伯勒·罗斯（Kubler Ross）出版了《论死亡和濒死》（*On Death and Dying*）一书。通过与约200名晚期老年人进行深入、系统的谈话及细致观察总结出癌症晚期老年人的心理发展规律。研究认为，当个体得知自己患有不治之症或疾病已经发展到晚期，没有治愈希望而面临死亡的时候，其心理发展大致经历以下5个阶段（见表4.10）。实际上，临终老年人的心理特征受个体差异、人格特征、个人修养、文化程度、病情与社会支持等因素的影响，个体心理发展和行为反应差异很大，并不是所有的晚期老年人的心理发展都表现为上述5个阶段。即使有的晚期老年人5种心理表现都存在，但其表现顺序也不尽相同，甚至有的晚期老年人的心理发展可能会停留在某一阶段直到生命的终点。

表 4.10　临终老年人的心理反应

| 心理阶段 | 具体表现 |
| --- | --- |
| 否认期 | 多数晚期老年人在得知患了绝症的最初反应是："不，那不是我，那不可能是真的"。有的晚期老年人坚持认为一定是医生把诊断搞错了，把其他人的诊断报告误当作他的了。不论晚期老年人是在患病初期被告知实情，还是随着日后疾病的发展自己得知病情，最初的心理反应都是一样的。晚期老年人对病情的否认是一种心理防御反应，是个体得到令人震惊的坏消息时的心理缓冲。我国有些学者经过科学研究，发现我国临终老年人的心理反应分期与库伯勒·罗斯的划分不完全相同，有着中国人自己的特点。被调查的 73.2% 的临终老年人在否认期之前存在着明显的回避期或以回避期代替了否认期 |
| 愤怒期 | 当老年人一旦跨过否认阶段接受了事实，紧接着就会出现恐惧感，加之晚期老年人集中在一起，听到的是痛苦的呻吟，随之而来的心理反应就是气愤、暴怒和嫉妒。愤怒是急性焦虑的临床表现。此期间任何事物都涂上一层不顺眼的色彩。老年人不论接触到什么，都会触及心中怒火，总觉得自己委屈、冤枉，谁都对不起自己，对自己太不公平，以致对亲人、同事会变得突然不友善、语言苛刻，常常无故发脾气，或训斥医护人员，不配合治疗，以发泄自己的愤怒情绪。对于晚期老年人的家属和同事来讲，处于愤怒阶段的晚期老年人很难照护 |
| 协议期 | 晚期老年人这一阶段持续的时间一般很短，而且反应亦不如前两个阶段明显。晚期老年人讨价还价的心理反应实际上是一种试图延缓死亡的企图，是人的生命本能和生存欲望的体现。晚期老年人在经历了"否认"和"愤怒"阶段之后，倾向于想方设法延长生命，希望能找到一位高明的医生或寄希望于"医学的重大突破"，希望身体能有几天没有疼痛与不适，希望能延长生命以完成未竟事业，为家人、单位或社会再作贡献，这是一种自然的心理发展过程 |
| 抑郁期 | 随着病情的发展，身体状况进一步恶化，晚期老年人自觉生命已为时不远，此时不再否认病情，而常被一种巨大的失落感所取代。造成失落感的原因来自各方面，如疾病的进一步恶化、身体某种功能的丧失或衰弱、频繁的痛苦治疗、经济负担不断加重无人照顾、为最终告别这个世界做准备等。老年人常常悲观沮丧，对疾病以至生活失去信心，承受力下降，抱怨自己，感到自己给家庭和他人带来不幸，因而消沉、灰心、情绪低落、精神萎靡、食欲不振、睡眠不佳，对一切都不寄希望，消极等待生命的终结 |

表 4.10（续）

| 心理阶段 | 具体表现 |
| --- | --- |
| 接受期 | 老年人面对即将到来的死亡早已做好心理准备。焦虑、恐惧、悲哀等情绪也随之消失，进而显得安详平静。这个阶段的晚期老年人不会心灰意冷，也不再抱怨命运，老年人会向他的亲人和朋友以及他所能接触到的人表达他以往的感受，回忆起许多往事和朋友。到生命最后阶段，老年人常常生理和心理均极度衰弱，对于周围的任何人以及事物均不感兴趣，常常处于嗜睡状态 |

大多数晚期老年人会从医护人员及亲属的言语表情中明白自己的病情及预后，因此老年人不仅要承受身体上的痛楚，还面临着死亡的威胁，从而产生了一些心理变化及心理需要。由于性格、文化水平、自身素质、家庭及社会环境的差异，晚期老年人会有不同的角色适应过程。角色适应即担负起“老年人角色”，当一个人患病时，他便会受到不同的对待，人们期待他有与老年人身份相应的行为。角色适应不良往往会导致老年人心理和行为的异常变化，进一步增加老年人的痛苦（见表4.11）。

表 4.11　临终老年人角色适应不良表现

| 角色适应不良类型 | 具体表现 |
| --- | --- |
| 角色行为缺如 | 角色行为缺如是指晚期老年人未能完全进入病人角色，不能意识到或根本不愿承认自己有病，要求家属带他们去其他大医院重复检查，这不仅造成经济上的损失、精力上的消耗，更严重的是耽误了治疗。有的老年人不承认自己病情严重，幻想着治疗上出现了新的奇迹而将病治愈。也有的老年人因怕亲属痛苦而否认自己病情严重，以减轻亲属的痛苦。还有的老年人因文化程度较低，精神上出现某种寄托 |
| 角色行为异常 | 角色行为异常指晚期老年人受疼痛的折磨且经过各种治疗后病情未见好转，产生悲观、失望等不良心境，可能由求生观念转变为求死观念，甚至导致行为异常的发生，如对医务人员的攻击性言行，病态固执、抑郁、厌世以至自杀等 |
| 角色行为冲突 | 晚期老年人角色行为冲突是指老年人在适应老年人角色的过程中，与其病前的各种角色发生心理冲突而引起矛盾的心理现象。表现为焦虑不安，因某些挂念、愿望而内疚甚至痛苦，常暗自流泪、叹气、抑郁或烦躁 |
| 角色行为强化 | 角色行为强化的晚期老年人依赖性增强，怨恨、烦躁不安、容易被激怒。由于疾病的折磨，老年人极易产生恐惧、绝望、抑郁、求生等心理，而对生活的留恋和对亲人的依恋也使其情绪变化无常，将生还的一线希望寄托在医护人员身上 |

### 4.2.3　临终老年人的心理关怀和心理治疗

#### 4.2.3.1　临终老年人的心理关怀

（1）终末期老年人的心理关怀原则。

采取缓和式临终心理关怀：对于临终病人而言，疾病被治愈或缓解的可能性微乎其微。临终关怀的目标是为临终病人提供缓和性的照护，尽最大努力帮助病人从疼痛和不适症状中解脱出来，从心理和精神的不安与痛苦中解脱，实现生命最终发展阶段的圆满。

给予无条件积极关怀：对家人而言，无论曾经有过任何的不愉快，此时病人已经病入膏肓，家人则应该尽自己的全力，使临终病人感受到亲情的温馨。对照护人员而言，对临终病人则应无条件地、全面地关爱和呵护。

临终陪伴：临终陪伴是临终关怀的基本方法之一，也是最有效的方法，它是任何心理学方法无法替代的。病人希望自己的亲人、最疼爱的人陪伴自己到最后，走过生命的最后旅程。

做到“四多”和“四少”：所谓“四多”是指多鼓励、多倾听、多理解、多同理心。“四少”是指少治疗、少解决问题、少判断、少同情心。“多鼓励、少治疗”是指，对临终病人来说，治疗已经没有多大的作用，照护人员要从精神上多多鼓励，让病人在人生的最后阶段仍能保持一种良好的情绪；“多倾听、少解决问题”是指，临终病人在此阶段会有许多的恐惧、不适和焦虑，希望有人能倾听他们的讲述，以缓解心理的不安，同时家属和照护人员避免就无法解决的问题急于表态、不听病人的讲述；“多理解、少判断”是指，从总的方面去理解和关心病人的不适、痛苦和不安，不必去深究、判断病人怎样不适；“多同理心、少同情心”是指，要从理性上关怀病人，而非感情用事。

帮助度过危机：危机提示了环境对一个人自身的威胁，临终心理关怀要从潜意识水平、自我水平、超我水平提供关怀和帮助，促进临终病人面对危机、发展自我、超越自我。

（2）临终老年人对心理关怀的要求见表 4.12。

**表 4.12　临终老年人对心理关怀的要求**

| 序号 | 终末期老年人对心理关怀的要求 |
|---|---|
| 1 | 通过各种方式帮助临终者减轻恐惧与忧虑，关心和体贴老年人，是临终老年人心理关怀的一项重要任务 |

表 4.12（续）

| 序号 | 终末期老年人对心理关怀的要求 |
| --- | --- |
| 2 | 要充分理解、满腔热情地对待临终者，不能因其就要死去而远离他们，甚至鄙视他们 |
| 3 | 帮助临终者正确看待生死，充分认识死亡是不可避免的客观规律，使临终者能坦然地接受死亡，减少过分的悲哀 |
| 4 | 争取获得临终者的充分信任，在临终老年人面前以自信、善于控制感情、顺应性强、技术娴熟、工作热情、果断的人格角色出现，使老年人感到亲切、可行、有依托 |
| 5 | 临终关怀的效果与家属的积极配合是分不开的，应做好家属的心理疏导工作，给家属以安抚、鼓励和关怀，可使他们在老年人临终阶段及死亡后保持正常的心态，防止发生身心疾病。临终老年人最难忍受离开家人的孤独，最难割断与亲人的未了之情。因此，老年人亲属的陪伴、安慰，在临终者心理和精神方面所起的作用是别人所不能替代的 |

（3）不同心理阶段临终老年人的心理关怀。心理治疗和护理是临终关怀的重要内容，贯穿于临终关怀的全过程。因临终老年人的心理特征因人而异，所以心理治疗和护理要把握因人而异、因病施治的原则。照护者应根据临终老年人不同的心理反应、心理阶段、性格特点、家庭背景和文化水平，给予不同的心理支持及心理疏导（见表 4.13）。

表 4.13　不同阶段临终老年人心理关怀的内容

| 心理阶段 | 心理关怀内容 |
| --- | --- |
| 否认期 | 要了解病人对自己疾病的认知程度，语言要谨慎并与家属统一，慢慢暗示、循循善诱，使其逐渐接受现实。用发自内心的关怀去安慰他们，耐心倾听他们内心的痛苦，给予正确的引导。多与病人沟通，鼓励他们说出自己的恐惧与不安，给予适当的解释和诱导，使其得到心灵的解脱。真诚地劝导病人正确对待疾病，让病人了解良好的心理状态在疾病的治疗和康复中起着重要作用 |
| 愤怒期 | 心理支持应以宽容、理解的态度对待他们，关心病人的疾苦，使其宣泄情感，并给予积极的关爱，如将老年人平时最喜欢的人或最喜欢看的相册找来，使其情感转移，在此基础上因势利导，使其逐步面对现实。一般若无原则性问题应尽量谦让老年人，要有耐心，态度和蔼、语言亲切。在治疗护理过程中，要注意病人安全、舒适，体贴病人，经常与老年人交谈，注意态度诚恳、和蔼、耐心、平等，用良好的语言修养取得病人的信赖。尽量及时利用医疗及护理技术或药物来最大限度地减轻由于疾病给老年人造成的痛苦，并在感情上给予温暖和寄托，使老年人在精神上得到支持 |

**表4.13（续）**

| 心理阶段 | 心理关怀内容 |
|---|---|
| 协议期 | 应主动关心鼓励病人，与其坦诚沟通，不要揭穿他们的防卫，也不要对他们撒谎，要了解他们对自己病情的认知程度，理解他们的心情，耐心倾听他们的诉说，维持他们适度的希望。在此基础上，应抓紧时机缓解他们心灵上的创伤，因势利导，鼓励他们树立正确的人生观，正确认识和对待疾病，树立与疾病作斗争的勇气和信心，使其逐步面对现实并积极配合治疗。此期还应酌情给予镇痛、镇静剂，控制症状，尽量减轻病人精神和肉体上的痛苦 |
| 忧郁期 | 应理解病人的心理状态，不可轻率地随意流露出对病人不利的言语和表情，而应给予老年人最大的心理安慰，密切注意老年人的动向，防止老年人自杀。做检查和操作时一定要耐心解释清楚，讲话要简明扼要，必要时多说两遍，该讲的一定要讲清楚，不该讲的千万不能欲言又止，以免引起猜疑而影响病情。语言要亲切，不要责怪病人，护士要尽量安抚和帮助他们，建议家属在周围陪伴，让病人有更多的时间和亲人在一起。同时给他们讲疾病和意志是相互制约、此消彼长的关系，意志坚强能克服不良情绪干扰，可以使治疗贯彻始终，从而达到延长生命、提高生活质量的目的 |
| 接受期 | 此时他们已做好死亡的准备，看不出恐惧、焦虑，表现很疲惫且冷淡。当死亡不可避免时，老年人最大的心理需求是想见自己的亲人、做出死前的嘱托。此期不应过多打扰，不勉强交谈，支持、尊重其信仰，家属应时刻陪伴在他们的身边，及时给予精神上的安慰和寄托，并尽可能满足他们对美的需求或其他特殊需要，使他们安宁、无痛苦、无遗憾地度过人生的最后时刻 |

临终老年人的心理极为敏感和复杂，对人格、友谊和尊严倍加珍视，对照护者的一言一行更为注目，因此照护者高尚的道德品质、精湛娴熟的技术、和蔼可亲的笑容都会赢得老年人的信赖，哪怕能给老年人带来片刻的欢愉，也要自觉地、竭尽全力地去做，满足老年人在人世间最后的要求和心愿，多给他们一些关爱。

#### 4.2.3.2　临终老年人的心理治疗

（1）心理治疗的概念。心理治疗是指治疗者与老年人之间的特殊人际关系过程。在这种关系中，治疗者应用以心理学理论为基础的方法，与老年人建立言语或非言语的交流，试图帮助老年人减轻情绪障碍，改变适应不良的行为方式，从而促进老年人的心理健康。

（2）心理治疗的作用。临终者是一个具有生物和社会双重属性的个体。临终期的老年人受科学技术、医疗条件的限制，其生物性的治疗不能得到充分满足，此时社会性的心理治疗就显得尤为突出。心理治疗不是作用于各器官系统，而是影响整个机体，它可以巩固和提高疗效，也能帮助老年人增强自我克制能力和社会适应能力。

（3）心理治疗的形式见表4.14。

**表4.14　临终老年人心理治疗的形式与内容**

| 治疗形式 | 具体内容 |
| --- | --- |
| 个别心理治疗 | 这是一种普遍应用的心理治疗方式，是治疗师与老年人个别谈话进行的心理治疗。交谈的目的在于治疗师了解疾病发生的过程与特点，帮助老年人对疾病形成正确的认识，减轻或消除紧张不安的情绪，接受治疗师提出的治疗措施，并与治疗师合作，与疾病作斗争 |
| 集体心理治疗 | 治疗师把有同类问题的老年人组织起来进行心理治疗。一般把老年人分成几个小组，每个小组由数个或十几个老年人组成，并选出组长。集体心理治疗的主要方法是讲课、活动与讨论，鼓励老年人进行分析和自我分析。治疗师可邀请治疗效果较好的老年人做治疗的经验介绍与效果分享，通过现身说法，起到示范作用。个别心理治疗与集体心理治疗还可以结合起来。集体心理治疗着重同类老年人的共同问题，个别心理治疗侧重解决病人的具体问题 |
| 家庭心理治疗 | 治疗师根据老年人与家庭成员之间的关系，采取家庭会谈的方式，建立良好的家庭心理气氛与家庭成员之间的心理相容，家庭成员共同努力使得老年人适应疾病带来的生活改变。在家庭心理治疗时，必要的家庭成员都要参加 |

（4）心理治疗的方法见表4.15。

**表4.15 临终老年人心理治疗方法**

| 治疗方法 | 具体措施 |
| --- | --- |
| 言语治疗或言语心理治疗 | 言语治疗的关键,在于了解病因以及它所形成的环境因素,对有些由于社会环境而造成的人格缺陷,不一定完全改变引起该疾病的原始认知;如果改变其认知,即否定他的整个人生价值,是不可取的。<br>①解释法:这是心理治疗的基本手段。老年人起初对自身的疾病会产生怀疑,采取不接受态度。经过一段时间,他会产生疑虑,此时他的疑问会很多,还可能反复。医生应耐心、细致地给以解答,同时应避免和老年人发生争执,也不要强迫老年人立刻接受医生的意见,还应向老年人简单介绍心理治疗的内容、心理治疗和药物治疗的关系,以使老年人能很好地与医生合作。<br>②劝慰法:以耐心的态度让老年人把内心的压抑、痛苦、苦闷和不快倾吐出来。医生应有高度的同情心,在认真倾听老年人的谈话后,给予善意的、诚恳的、有分寸的劝慰及解释,使老年人能正确地面对并接受现实。<br>③暗示法:利用言语、动作或其他方式,也可结合其他治疗方法,使被治疗者在不知不觉中受到积极暗示的影响,从而不加主观意志地接受某些正性的观点、信念、态度或指令,以解除其心理上的压力和负担,增进和改善老年人的生理功能和心理、行为状态 |
| 非言语心理治疗 | 可通过音乐疗法、绘画(书法)疗法、雕塑疗法、心理戏剧疗法等形式对晚期老年人进行治疗。其中大部分疗法虽然都要病人参与,进行有效的形体动作和认知活动,但是主要通过非言语的音响、色彩、情境和动作信息来改变其心理状态。此外,环境的绿化与美化、诊室和病房的布置如室内灯光、色彩和各种陈设等都起着非言语心理治疗的作用 |
| 爱抚 | 临终期老年人非常渴望有人能爱抚他,哪怕只是轻轻抚摸两下老年人的后背,老年人都会感到极大地舒适。有些时候,不需要太多的语言,仅仅爱抚就能使之感动 |
| 行为疗法 | 行为治疗是以减轻或改善老年人的症状或不良行为为目的的一类心理治疗技术的总称,具有针对性强、易操作、疗程短、见效快等特点。具体方法有系统脱敏法、厌恶疗法、行为塑造法、代币制疗法、暴露疗法、松弛训练等 |
| 药物治疗 | 药物分为两种,一种是单纯作用于神经系统方面的药物,有实际的药理作用;另一种是具有心理调试功能的药物,如安慰剂虽无药理作用,但如果医生告知老年人该药具有某种治疗作用,此药应用后就可能会收到意想不到的效果 |

### 4.2.4 临终老年人的情绪心理改变

临终老年人随着病情的变化，情绪和行为亦可发生改变。所以，注意观察临终老年人的情绪变化，及早针对不良心理因素采取最佳的心理护理措施，调节老年人的心理活动，使老年人以轻松、愉快的心情配合治疗，对整个临终关怀工作均具有极其重要的意义。

#### 4.2.4.1 情绪的分类

情绪，是对一系列主观认知经验的通称，是多种感觉、思维和行为综合产生的生理和心理状态。情绪常和心情、性格、脾气等因素相互作用，也受到荷尔蒙和神经递质影响。

情绪可分为肯定性或积极性、否定性或消极性两大类。喜悦、满意等肯定情绪及兴奋、进取等积极情绪，可以充实人的体力和精力，提高个人的活动效率和能力，对机体功能活动起到良好的促进作用，使人体的各个系统处于平衡状态，增强免疫力，有助于临终老年人生活质量的提高；悲伤、憎恨等否定情绪及愤怒、恐惧、焦虑、忧愁、痛苦等消极情绪，可使人体生理活动失去平衡，导致神经活动失调、内分泌紊乱及免疫功能低下，易对机体病变产生不良影响，会促使病情加重或恶化。

#### 4.2.4.2 疾病对情绪的影响

疾病对老年人的情绪影响非常大，通常产生否定的、消极的影响（见表4.16）。

**表4.16 疾病对临终老年人情绪的影响**

| 情绪类型 | 临床表现 |
| --- | --- |
| 猜忌多疑 | 老年人往往会变得神经过敏，尤其当面对病情的突然变化，例如高热不退、疼痛加剧、治疗效果欠佳和无效时，往往疑虑重重。听人低声说话，就以为是谈自己的病；对医护人员和亲友的好言相劝，也常半信半疑；有时怀疑医护人员给自己开错了药，打错了针；有时对工作人员的表情和谈话备感兴趣，反复推敲，努力寻求自己急于知道的答案，处处生疑。这种异常心理不仅会对医患关系起破坏作用，也不利于安心养病 |
| 自私冷漠 | 人患病后，多将注意力投向自身，感觉异常敏感，甚至能听得到自己的心跳、呼吸、胃肠蠕动的声音，心里总是想着自己的病，而对其他事物很少关心，这很容易被别人误解为自私或冷漠 |
| 懒惰脆弱 | 由于病后受到亲人的关怀与照顾，老年人会变得越来越被动、懒惰，本来自己可以做的事情，也不愿意动手做；情感变得脆弱，甚至幼稚，像个孩子似的，总希望亲友多照顾、多探视、多关心自己 |

表4.16（续）

| 情绪类型 | 临床表现 |
| --- | --- |
| 好发脾气 | 生病属于劣性刺激，势必影响老年人的情绪，形成不良的心境，往往看什么都不顺眼，好生闷气，好发脾气，喜欢挑剔别人，给人以不近人情的感觉。这主要是因为老年人认为自己不幸、倒霉，于是总想找机会发泄，以求内心的平衡。病情越重，病程越长，这种异常情绪相应越严重。这种消极情绪，不仅容易被人误解，使人不愿接近，而且极不利于老年人的生活 |
| 恐惧、焦虑、抑郁 | 住院老年人看到周围的病友病情加剧或死亡，会产生恐惧心理，主要是对死亡的恐惧和对疼痛以及其他不能忍受的痛苦状况的恐惧，严重者茶饭不进、彻夜难眠、悲痛欲绝，感到末日来临。焦虑和抑郁包括对患不治之症及死亡临近的反应性焦虑和抑郁，还包括与疼痛或其他不可控制的躯体症状相联系的焦虑和抑郁。临终老年人害怕被遗弃、害怕无法保持镇静以及失去尊严 |
| 悲观绝望 | 老年人一旦证实时日不多，在惊恐紧张之余，紧接着出现的便是悲观绝望，终日抑郁寡欢、表情淡漠、反应迟钝，常常一个人发呆，对周围发生的一切漠然处之，偶尔会偷偷伤心流泪。而此时老年人更多地陷入沉思怀旧状态中，尤其喜欢追忆过去的美好时光，包括童年的趣事、初恋的甜蜜、家庭的温暖和事业的成功等，借对幸福的回忆来分散痛苦，度过有限的余生 |
| 自责自罪 | 回首往事，不断反省，检讨自己一生中的言行，总感到对不住家人、好友和同事。老年人常对自我人生观和处世哲学观进行自我修正，一改急躁为温和，一改狭隘为豁达等，总之一反常态，处处以宽厚忍让和谦和态度对待周围的人，并常以赎罪的方式努力做事，以牺牲自我来减轻家庭负担。有些老年人还将个人珍爱之物赠与他人，以此来换取对方的好感和谅解，寻求心理平衡 |
| 受挫无助感 | 老年人抱着治好病或延长生命的侥幸心理，经受着种种治疗考验后，有的疗效好，有的效果欠佳，有的无效甚至短期复发，或因副反应强烈体力难支，或因家庭经济困难等，老年人常常对疾病的恢复和生命的延续感到失望，从而对各种治疗失去信心，精神不振，缺乏同疾病斗争的勇气和毅力。老年人常出现失眠、体力消耗快，整个人呈现无欲状态，产生一种消极等待死亡的挫折心理 |
| 接受与自慰 | 老年人经过一段痛苦的考验和环境的适应之后，开始进入病人角色，心境平和、镇定自如，积极配合治疗护理，乐于接受各种特殊检查，并寄希望于化疗、放疗，甚至在身体衰弱、体力不支的情况下，也执意要求治疗不间断，认为自己必须接受治疗带来的任何打击，意志坚定，治病心切。部分老年人常把自己同车祸、灾难、沉船、工伤和战伤等意外事件相提并论，因而总感到自己的处境还不错，从中得到安慰和解脱。在他人面前常有笑脸，内心世界常不表露，对一切都心安理得，而且常对家人、好友及同事等进行安慰，不要别人为自己操心 |

#### 4.2.4.3 临终老年人情绪改变的分期

美国临床心理学家库伯勒·罗斯（Kubler Ross）在《论死亡与濒死》一书中，将临终老年人从获知病情到临终时期的情绪改变总结归纳为5期，即震惊与否认期、愤怒期、协议期、抑郁期和接受期，各期的表现形式参见表4.13。

#### 4.2.4.4 临终老年人的心理反应分型

研究者们根据多年的细心观察，发现临终老年人因社会地位、生活环境、文化层次、个性特征、宗教信仰等的不同而表现出不同的心理反应见表4.17。

**表4.17 临终老年人的心理反应类型**

| 类型 | 表现 |
|---|---|
| 悲观失望型 | 老年人病前多是事业生活一帆风顺，患病后对人生缺乏正确的认识，意志薄弱。当获知身患绝症或已到临终期时，首先会表现为紧张、恐惧，继而悲观失望，丧失生活的信心，拒绝一切治疗与护理 |
| 抑郁孤独型 | 这类老年人多数文化素质较高，性格偏内向，情感丰富。长时间住院，远离正常的生活和亲人使他们心情极度忧郁孤独，盼望亲朋好友常来陪伴 |
| 负罪轻生型 | 这类老年人多属内向型性格，人生观念淡漠。身体状况的恶化带来的痛苦，长期的检查与治疗造成的经济困难，感到自己对家庭和社会已造成一种负担而内心自责，他们可能会选择极端的方式早些结束生命 |
| 渴望生存型 | 这类老年人多数文化层次较高，信念坚定，意志坚强，能比较客观地认识人生，有强烈的求生欲望，情绪表现比较乐观，能积极配合医疗护理 |
| 视死如归型 | 老年人病前性格开朗，对人生有充分的认识，希望医生能将病情预后如实告知，以在有限的时间内安排好后事 |

临终老年人最严重的问题是自杀，虽然自杀可能与躯体疼痛难以忍受有关，但大多是因缺少人际交流和抑郁相关，对于那些公开宣称要自杀或有自杀企图者，照护者更应予以密切关注。只要加强医患关系，加强与家属的沟通，有效控制临终者的症状，绝大多数老年人的自杀行为是可以避免的。

## 4.3 社会支持

人具有社会属性，完成所有活动都是在一定的社会关系下进行的，临终者和家属即使所处阶段特殊，却也同样置身于一定的社会网络之中。由于要面对终末期病痛、面对死亡、面对各种症状和自尊形象的紊乱，他们的内心也更加脆弱和敏感，在为临终者和家属提供照护时我们不仅要进行身体上的照护，还要兼顾心理、精神、社会照护。社会支持是每个人在生活、学习和工作中不可或缺的重要因素，临终者及家属的社会支持状况直接影响了其生活质量和对社会资源的使用情况，因其处在特殊服务对象的特殊阶段，他们对于社会支持提出了相对特殊的需求。良好的社会支持能帮助临终者以最积极的态度走到最后一刻，帮助家属解决临终者在病程中遇到的困难，缓解家属的无助感，协助家属妥善处理临终者的身后事及哀伤辅导问题，增进临终者及家属的生活品质。

## 4.3.1　社会支持的概念

临终者和家属是社会的一员，临终关怀总是在一定的社会关系中进行，与来自各方的社会支持息息相关。来自各方的社会支持往往能带给临终者和家属很大的情感支持、物质援助、认知和行为支持。有学者认为，在社会支持网络与临终者及家属的互动过程中，能够实现信息和资源的交换，而非单线关系，外界社会支持将温暖、关爱和其他临终者及家属的所需传递给他们，他们也将自己的经历、经验分享给社会支持网络。将社会支持作为专业概念的研究最早开始于 20 世纪 70 年代精神病学方面的研究，随后在社会学、人类学等研究领域逐步得到发展。社会支持是一个复杂而多元的概念，随着学科的不断发展和理念的更新，各国学者分别从不同角度给予了不同界定。

### 4.3.1.1　国外学者的定义

国外研究尚未达成一致，在不同学者的研究文献中，也出现过很多与社会支持类似的名词，如社会纽带（social bonds）、社会网络（social network）、社会联系（social ties）等。Pearlin 等认为社会支持是在坎坷的生活经历中接近和利用其他个体、团体及较大的社团的可能性。Caplan 将社会支持定义为“一种存在于个体与个体之间或个体与团体之间的依存关系，并能应对暂时性挑战、应激和剥夺的能力”。Rodney 认为社会支持是一种信息，这种信息包括：①让个体相信他们受到关怀和爱的信息；②让个体感到被尊重和被赞美的信息；③让个体相信他属于一个相互交流、相互负责的网络的信息。Wellman 则通过分类描述的方式来定义社会支持，他认为社会支持包括情感支持、经济支持、小宗服务以及大宗服务等。马特认为，社会支持除了情感与实际的支持之外，还包括社会交往或社会活动的参与。

### 4.3.1.2　国内学者的定义

肖水源认为社会支持包括客观支持、主观支持和对支持的利用度。客观支持指的是客观存在的支持，包括个体得到的物质财富援助和来自朋友的关心照顾。主观支持指的是个体主观感受到的支持，主要指来自社会或他人的尊重和帮助。对支持的利用度指的是个体对周边包括朋友以及其他能够用到的支持的利用程度。有些人在身处困境时会接受他人的帮助，而有些人却会拒绝。社会支持有利于个体的身心健康，不仅对处于应激状态下的个体有保护作用，而且也可以促使个体形成正向的情绪。李强从社会资源角度出发给出定义，认为社会支持是个体通过社会联系所获得的能减轻心理应激反应，缓解精神紧张状态，提高社会适应的能力。该定义中的社会联系是指来自亲属、同事、团体、组织和社区的精神及物质上的支持与帮助。贺寨平则将社会支持界定为归属性的、满足自尊的、物质性的以及赞成性的支持。

目前，我国学者比较统一的概念是：社会支持是一定社会网络运用一定的物质和精神手段对社会弱者进行无偿帮助的一种选择性社会行为。社会支持是一个具有多元结构的概念，它既涵盖了环境因素，又纳入了个体内在的认知因素，反映了个体与他人间的互动。

## 4.3.2 临终老年人的社会支持网络

### 4.3.2.1 根据专业程度分类

不同学者对临终者的社会支持网络的分类有不同的观点，其中一种分类法是将临终者的社会支持网络分为专业性支持网络和非专业性支持网络两大类。二者相辅相成，互为补充，共同为临终者提供身体、心理及社会层面上的照护（见表4.18）。

**表4.18 临终老年人的社会支持网络及其意义（专业分类）**

| 分类 | 来源 | 支持内容 | 意义 |
|---|---|---|---|
| 非专业性社会支持 | 来自亲人、朋友及相关社会组织 | 为临终者提供更多的心理和情感安慰 | 与家人、亲友关系的改善，是许多临终者生命末期不得不面对的重要问题。久病使得临终者在个人形象、日常生活及工作能力和体力方面都发生了衰退甚至是丧失。临终者的角色定位不得不顺应实际发生改变，部分临终者可能原本是家中的支柱，可能事业有成，走到终末阶段，不得不转换为依赖、受助的角色，与亲人、朋友的关系面临严峻考验，可能导致沟通减少或因为不愿面对即将离去的残忍事实仅流于表浅的沟通，不愿见人、与亲友隔绝，甚至停止社交活动。部分临终者还要面临经济上的困顿，一方面是由于本身存在的经济问题带来的压力，另一方面是出于临终者本人对医疗、护理、身后事及家人日后生活的经济状况的担忧。部分临终者心中还有未竟事宜和尚未达成的愿望，面对生命的即将终结，有焦虑、也有无限遗憾，希望得到协助。以上情况均需要得到亲人、朋友的谅解和支持，必要时还需相关社会组织的介入，给临终者更多的关爱，帮助其重建与亲朋间的良好沟通和社交自信 |

表 4.18（续）

| 分类 | 来源 | 支持内容 | 意义 |
|---|---|---|---|
| 专业的社会支持网络 | 来自参与临终关怀服务的医生、护士、药师等 | 为临终者提供专业指导的有专业资质的人员，帮助临终者减轻痛苦、增进舒适度、改善营养、进行心理/情感疏导等 | 由于对疾病的不确定感和对死亡的恐惧，临终者对专业人士的依赖程度往往明显高于其他人。专业团队能够详细评估临终者的身体功能及症状、指导用药、给予适度的症状控制、增进营养，进行社会心理评估及护理等。临终关怀团队不追求为临终者提供增加痛苦或无意义的治疗，主张既不加速、也不延缓临终者死亡的进程，努力以精湛的医疗护理水平，为临终者有效控制症状，最大限度地减轻痛苦，提升生命末期质量，是一种积极的、全方位的、整体的护理关怀模式。专业人员积极与临终者建立信任关系，可帮助临终者正确认识疾病，接受当前生命状态，减轻疾病和治疗带来的痛苦，在末期阶段获得舒适和更好的生活质量。此外，当临终者及家属面对困境，需要寻求其他形式的社会支持时，专业团队也可帮助其寻求其他社会团体和资源的帮助等 |

#### 4.3.2.2　根据支持途径分类

还有一种常见的分类方法是根据所采用的支持途径，将临终者的社会支持网络分为正式的社会支持网络和非正式的社会支持网络。在实际的社会支持体系中，正式的社会支持网络与非正式网络相辅相成，互相补充，两者结合才能形成临终者及家属完整的支持系统，协助其充分利用各种社会资源，得到最佳的经济、情感等支持（见表 4.19）。

表 4.19　临终老年人的社会支持网络及其意义（支持途径分类）

| 分类 | 来源 | 内容 | 意义 |
|---|---|---|---|
| 正式的社会支持网络 | 主要指来自政府、社会正式组织的各种制度性支持和医疗卫生场地、场所支持等，可以是政府行政部门，如各级社会保障和民政部门，可以是准行政部门的社会团体，如部分临终关怀协会和组织，也可以是为其提供服务的正式医疗场所，如医院的临终关怀科、临终护理院等 | 正式的社会支持网络常常是以其掌握的社会资源为服务对象提供直接帮助，用来满足服务对象当前比较紧迫的需求 | 可为临终者及家属提供专业医疗护理指导等，帮助服务对象了解真实的临终进展阶段，指导提高疗护质量的方法，减轻疼痛，积极进行症状控制，改善情绪，获得心理上的平静和更好的末期生活质量 |

表 4.19（续）

| 分类 | 来源 | 内容 | 意义 |
| --- | --- | --- | --- |
| 非正式的社会支持网络 | 来自家庭、亲友、邻里和其他非正式组织的支持，借助各种非正式途径来表现对临终者支持的动力系统，如情感上的支持 | 临终者并非孤立的个体，是家庭体系中不可或缺的部分，因此，有效的家庭支持对临终者的生活质量提高非常重要。良好的家庭支持要求从事临终关怀的社会工作者必须具备“家庭思维”，意识到家庭成员对临终者及家属的特殊意义。在进行具体工作时，需要了解临终者的家庭人口结构、家庭权力结构、家庭角色结构、家庭沟通过程、家庭价值观等信息，对家庭成员做出准确评估。处于生命末期的人会比常人更加渴望得到所属群体和社会的认同，渴望从群体中，从亲情、友情、爱情中获得一种归属感，而来自亲友、邻里、其他非正式组织的支持恰好能满足这种需求 | 这种非正式的社会支持有明显的鼓励作用，能帮助临终者体验更深层次的情感支持，保持积极的情绪，得到内心的祥和与安宁 |

#### 4.3.2.3 临终者社会支持网络的构建

无论是哪一种分类方法，无论是哪一种支持网络，都是临终者社会支持网络中不可缺少的部分。在实际工作中，都应根据临终者及家属的具体特点，运用恰当的工具进行社会支持评估，继而有针对性地开展工作。近年来，随着我国临终关怀事业的不断发展，临终者的社会支持网络系统也逐渐迈入新的发展阶段。社会民众开始意识到临终关怀的重要意义，不再避讳谈及死亡，不再逃避家属，不再回避亲朋不久于人世的话题，愿意与之进行更多的沟通，进行道别、道谢、道歉和道爱。同时愿意了解其生理、心理诉求，尽力帮助他（她）们实现心愿，完成未竟事宜。越来越多的爱心人士加入到这项事业中来，成为志愿者或义工，定期参加相关活动，丰富临终者生活、愉悦情绪，为临终者提供关爱和温暖。相关社会组织不断壮大，定期组织志愿者或义工规范、有序地参与临终关怀活动，走进机构、走进社区、走进家庭，让临终者在生命末期感受到人间大爱的同时，也能更好地实现“全人”“全家”“全队”“全程”“全社区”的“五全照护模式”。社会工作者越来越多地介入到临终关怀工作中，运用社会工作的方法和技巧帮助临终者和家属寻求专业资源、促进家庭互动、改善其生活质量。大量的民间组织在临终关怀事业的发展进程中起到了重要的推动作用，通过利用各类民间资助，组织自愿奉献爱心的各界人士，为临终者及家属提供力所能及的帮助，送去温暖和关爱。临终关怀社会支持体系的进一步完善，必将推动我国临终关怀事业的发展。

## 4.3.3　志愿者

临终关怀所提供的服务与人的本质需求高度契合，涵盖了医疗、护理、营养、药学、心理学、社会支持、居丧照护等多个学科的内容。通过对临终者及家属提供整体性照护，采用科学的方法，如症状控制、姑息疗法、心理支持、社会支持等结合人文观念，最大限度地帮助临终者及家属减轻生理、心理、社会、灵性方面的痛苦，维护其人格尊严和生命尊严。专业医护人员精力有限，在满足老年人生理照护、缓解症状的同时，很难全面地兼顾到临终者心理和灵性方面的照护。此外，临终关怀中关于家属的心理和灵性照护也同样需要大量专业医护人员以外的社会支持照护。志愿者作为其中一支重要的力量就很好地完成了这项服务。

志愿者，也称志工或义工，是指志愿奉献个人的时间及精力，在不为任何物质酬劳的前提下，为改善社会服务、促进社会进步而提供服务的人。他们不仅可以为临终者提供良好的生活、心理和灵性照护，协助临终者解决费用问题，实现临终者最佳生命质量状态，同时也为家属提供支持，有效地弥补了医护人员在这方面的不足，促进了临终关怀事业的进步和发展。中华人民共和国民政部印发的《志愿服务记录办法》中规定，志愿服务是指不以获得报酬为目的，自愿奉献时间和智力、体力、技能等，帮助他人、服务社会的公益行为。志愿者的发展壮大是社会文明进步的重要标志，是动员社会力量、整合社会资源、完善社会功能的有效措施，能够激发人民群众的奉献精神，陶冶情操，同时还能积极满足群众需求、协调社会关系。

### 4.3.3.1　我国志愿者的组成

现代志愿者活动始于第二次世界大战之后，为纪念各国志愿者在全球范围内发挥的巨大作用，第 40 届联合国代表大会通过决议，从 1986 年起将每年的 12 月 5 日定为国际志愿者日。临终关怀是一种特殊的医疗保健服务项目，是一系列组织化的医疗护理行为，是一门由医疗、护理、药学、社会学、伦理学、哲学、宗教等多学科交叉形成的学科。临终关怀是一项团队工作，综合了医生、护士、营养师、药师、心理治疗师、社会工作者、律师、宗教人士等力量的团队服务，目的是提高临终者末期生活质量和家属生活质量。因涉及多学科、多专业，临终者和家属所处阶段特殊，所以对团队成员提出了不同要求。志愿者应当具有稳定的心理状态，具有一定的社会责任感和公平正义感，能够专业地面对死亡、有正确的死亡观和优死观，有爱心，有毅力，能够长期坚持志愿者工作。临终关怀的志愿者团队往往由一些具有专业背景的医生、护士、营养师、药师、心理咨询师、社会工作者、律师和宗教人士、医学院校学生以及对临终关怀有热忱、又有空闲时间的离退休人员和其他在职人员组成。

国内有专家将临终关怀志愿者分为三个梯队。不同梯队的志愿者可在经过相应培训、考核后根据其能力水平，由其管理机构分配工作，在临终关怀中发挥不同的作用，在进行实际工作中完成与其他专业领域人员的配合，以“善”“关爱”为宗旨，在志愿者团队中快乐地工作，自觉努力、互相信任、踏实奉献，提升服务对象的生命质量（见表 4. 20）。

**表 4. 20　中国临终关怀志愿者组成及其意义**

| 阶梯 | 人员组成 | 意义 |
| --- | --- | --- |
| 第一梯队为专家志愿者 | 由具有专业背景的人员组成，如医生、护士、营养师、药师、心理治疗师、社会工作者、律师、宗教人士等 | 能为临终者和家属提供相对专业的心理指导、精神安慰、饮食安排和护理信息等 |
| 第二梯队为骨干志愿者 | 由医学专业的在校大学生组成，具备一定的医疗知识 | 能为临终者和家属提供相对专业的陪伴与支持，并且能用青春朝气和热情带动临终者和家属情绪，改善他们的不良情绪 |
| 第三梯队为普通志愿者 | 由社会各界愿意主动参与临终关怀服务的爱心人士组成 | 采用不同领域的工作背景、方式方法、生活阅历及志愿者培训知识为临终者和家属提供力所能及的社会支持与帮助 |

#### 4. 3. 3. 2　志愿者的临终关怀服务对象

志愿者的价值不仅体现在他们面对临终者和家属时提供的实际服务价值，还体现在他们所创造的社会影响上。来自各行各业的志愿者，通过他们在临终关怀中的体验和经历，向更多人传播临终关怀理念和宗旨，吸引越来越多的人关注和加入。志愿者就是要协助改善和提高临终者及家属在末期的生命质量，实现临终者有尊严、舒适、安宁地走完人生的最后一程，家属能够平静地面对未来的生活（见表4.21）。

**表4.21　志愿者临终关怀服务对象**

| 服务对象 | 服务内容 |
| --- | --- |
| 临终者 | 协助医疗团队完成病房正常运作的相关琐事，陪同临终者进行检查或治疗，帮助临终者进食、个人卫生清洁（包括洗澡、洗头、口腔清洁、修剪指甲、理发、刮胡子等）、翻身叩背、按摩、读书读报、听音乐、看电视、棋牌活动、上网、散步、协助购物、联系亲人朋友等生活照护和陪伴，协助心理疏导、建立家庭信任、缓解家人关系、协助安排日常家庭活动、与家属进行"道别、道谢、道歉、道爱"等心理照护。对有宗教信仰者，协助和陪伴参与宗教活动等 |
| 家属 | 为临终者提供一定的生活照护从而缓解家属照顾负担，引导家属正确面对亲人离世，引导临终者与家属间的有效沟通，关于遗嘱、未了心愿、身后事的处理达成一致，有效进行"道别、道谢、道歉、道爱"等 |

### 4.3.3.3　志愿者的临终关怀照护内容

志愿者的临终关怀照护内容见表4.22。

**表4.22　临终关怀照护内容**

| 照护内容 | 临终老年人 | 家属 |
| --- | --- | --- |
| 日常照护 | 1. 协助护士及家属为临终者提供日常照护，如口腔护理、压疮护理、皮肤清洁护理、喂饭等。<br>2. 在临终者精神体力尚好的情况下，陪伴临终者进行读书看报、散步、上网、看视频、听音乐等活动，帮助临终者建立与外界的联系，缓解孤独感，转移对疾病、对痛苦的注意力。志愿者也可以在了解临终者生活背景和个人经历后，根据临终者喜好及特长，在取得家属同意后，组织进行相关活动，帮助临终者重新建立自信，发现生活中的美好，从不同形式的活动中获得精神慰藉，促进临终者的精神愉悦 | 家属方面，志愿者提供日常生活照护，让家属从繁重的照顾工作中暂时得到放松，一定程度上减轻生理、心理负担，尤其减轻高龄或老年家属的负担，家属可有短暂的时间从事社会活动、文娱活动等，在体力上、精神上得到放松，是解决临终者及家属照料困难的一种有效途径。<br>志愿者在提供照护的过程中，也可通过聊天等形式，使家属获得精神依赖，进行生活照护上的沟通，促进家属照护质量的提高 |

表 4.22（续）

| 照护内容 | 临终老年人 | 家属 |
| --- | --- | --- |
| 心理照护 | 临终者和家属在生命末期的心理有不同分期，在各个分期又有不同的心理和生理改变。因此，志愿者可在心理咨询师、医护人员的心理疏导工作基础上，做以补充，并且可以将自己在心理照护中发现的问题及时告知专业人员，使临终者和家属在心理上获得安宁、舒适。<br>在震惊与否认期，不揭穿、不欺骗，坦诚、有耐心地解释回答，运用倾听技巧，尊重并接纳服务对象的表达；在愤怒期，临终者常有攻击倾向、暴躁易怒，甚至迁怒于身边的人，在此阶段，志愿者应采取谅解、宽和的态度，让临终者有足够的空间和时间释放情绪，配合治疗，同时做好家属的疏导，必要时协助做好安全措施，防止自伤或伤人；在协议期，临终者常试图用妥协和合作换取生命的延续，希望获得重视、积极配合各项治疗护理、表现平静、期待奇迹出现、期待病愈，此期志愿者应当配合医护人员和心理学专家，尽可能满足临终者诉求，言语及活动表现积极，促进临终者更好的配合，更积极地控制症状；在抑郁期，临终者会有很强的失落感，常有悲伤、抑郁情绪的表达，志愿者应给予其支持和鼓励，允许其表达内心感受，纾解哀伤情绪，协助家属更多地陪伴，预防自杀等不良后果的出现；在接受期，临终者往往非常平静，因为他们认为自己已经尽力，无所谓悲伤无所谓高兴，也不会焦虑、抑郁，对待死亡已经能够坦然接受，此时志愿者应尊重临终者和家属的信仰及心愿，帮助临终关怀团队创造安静、祥和、舒适的环境，尽可能地帮助临终者实现心愿，促进家属与临终者之间的交流，使其获得心灵上的平静 | 家属方面，通过和志愿者的沟通，在一定程度上帮助家属舒缓心理压力，志愿者运用“同理心”“共情”等技巧，让家属释放情绪，间接促进家属照护质量的提高，降低家属焦虑、抑郁症状出现的概率。临终者去世后，家属在感情上常常需要一个过渡期，尊重家属的信仰、协助丧葬的处理能够帮助家属获得心灵上的安慰。耐心倾听家属的诉求，给予家属适度的哀伤辅导，对家属恢复正常生活有着极大的意义。需要注意的是，在心理照护的过程中，志愿者与心理师、社工师之间要保持联系和沟通上的一致，避免造成家属的困惑。此外，顺利度过此期后，原则上志愿者不再同家属保持联系 |

表4.22(续)

| 照护内容 | 临终老年人 | 家属 |
| --- | --- | --- |
| 灵性照护 | 临终者往往要承受疾病以及治疗所造成的痛苦与不适,面对病情与生命的不确定性,常会产生悲伤、焦虑、抑郁等负性情绪反应,加之家庭、社会支持的不足,易导致临终者产生无助感,甚至是自杀动机,故而他(她)们常有寻求爱、希望,寻求他人理解和探索生命意义等特殊需求,即灵性需求。临终者的灵性需求往往同宗教有关,对于其不同的宗教信仰和民族特点,志愿者均应予以鼓励和支持,对临终者和家属的宗教信仰保持尊重、不进行抨击,必要时陪同临终者和家属进行宗教活动。帮助临终者和家属寻找生命的意义和归属,探索生命与死亡、生命与宇宙万物、死亡与宇宙万物的联系,寻求情感寄托,对死亡正确接受、不畏惧,对生命敬畏、不放弃,尊重临终者和家属的风俗习惯、价值观念 | 不同的临终者和家属可能有不同的宗教信仰,所以志愿者在进行灵性照护时首先就应当明确不同宗教教义与临终关怀的关系,才能在灵性照护的过程中提供专业的、让临终者和家属信赖的引导和协助。 |

### 4.3.3.4 照护技巧

临终关怀的照护技巧见表4.23。

表4.23 临终关怀照护技巧

| 照护要点 | 技巧 |
| --- | --- |
| 准备充分 | 在照护前,充分了解临终者及家属的一般资料、社会背景、文化背景、性格特点、家庭关系、支持系统等,掌握临终者医疗资料、疾病进展、对病情了解程度、配合程度等,根据临终者和家属的具体特点,制定照护方案,选择适合的沟通方式,运用恰当的照护技巧。为临终者提供服务前,与家属进行充分的沟通,了解临终者的详细资料,尊重家属的想法。志愿者管理机构根据志愿者层级进行服务对象和服务内容的分配,以期贡献更好的服务效果,使临终者及家属获得高质量的临终关怀 |

表 4.23（续）

| 照护要点 | 技巧 |
| --- | --- |
| 礼貌用语 | “良言一句三冬暖”。在每次见面、进行各项照护时，注意礼貌用语，让临终者和家属感受到尊重，感受到来自他人的关爱。志愿者善于管理个人情绪情感，切忌将个人好恶施加给临终者和家属，切忌对服务对象家庭关系和情感进行个人的简单判断，进行情感干预时保持尊重和适度原则。在照护过程中表现出专业性，更容易取得服务对象的信任和理解，取得服务对象最大化的配合 |
| 积极引导 | 在提供照护的过程中，针对临终者及家属由于家庭、社会、经济等因素出现的问题，应用“共情”“同理心”，耐心倾听、积极引导。进行会谈时，尽量采用开放式提问或谈话的方式，鼓励他们表达内心想法和感受。擅用非语言沟通的方式，如必要情况下，恰当的触摸、眼神的肯定、适时的沉默等，既表现了志愿者的尊重和感同身受，又给了倾诉者一定的空间，减轻倾诉时的心理压力，可产生更好的宣泄效果。此外，在临终者及家属出现社会、经济问题，产生困惑时，引导其积极应对，帮助其与社会工作者建立联系、进行咨询，必要时寻求社会资源的帮助，帮助服务对象渡过难关，在生命最后阶段获得高质量生活 |
| 尊重人权 | 在进行任何操作和照护时都应保护临终者和家属的隐私和其他权利，允许其保有自己的生活方式、饮食习惯、个人爱好，参与疗护方案的制定，自主选择身后事的处理等。进行日常生活照护时，拉帘、遮挡屏风，请家属或他人适当回避；进行隐私部位相关操作时，注意使用被子、床单遮蔽，避免因临终者年龄及病情等因素简单臆断，不尊重隐私，引起服务对象的反感和抗拒。进行心理照护时，创造舒适的倾诉环境，请非相关人员回避；维护临终者及家属个人信息安全，不向非相关专业人员泄露信息，工作中所做书面、录音等资料注意保管，避免遗失或泄露；当临终者或家属提出隐瞒对方时，尊重其意愿。进行灵性照护时，不干预、不抨击服务对象的宗教信仰；不与第三方进行宗教批判和讨论，尊重服务对象信仰、饮食风俗、丧葬要求等 |
| 细心观察 | 对处于不同阶段的临终者和家属，在照护过程中善于观察，语言、动作、习惯、个性等，细致地观察，有助于志愿者在未来的工作中制定符合服务对象特点的临终关怀计划，提供服务时更有针对性。尤其是对表情、神态、语态等非语言表达的细节观察，能够帮助志愿者获取更可靠、真实的资料，发现问题时，进行准确地分析，做出最佳判断。尤其是对于有暴力、自伤、他伤、自杀、焦虑、抑郁、狂躁等异常情绪的服务对象，提高警惕、勤加观察，及时采取有效措施，预防不良后果的出现 |

表4.23（续）

| 照护要点 | 技巧 |
| --- | --- |
| 团队合作 | 在定期召开的临终关怀团队讨论会上，参与对服务对象进行的讨论、计划和总结，与团队其他成员互通有无，不断积累经验。日常发现问题时，与团队成员积极沟通、反馈，听取其他专业团队成员的意见和建议，促进临终者和家属生命质量的提高。志愿者的工作相对琐碎，与其他学科之间的交叉也较多，因此，团队间的配合尤为重要。在工作中，不过多干预其他学科的工作，不为临终者及家属提供其他学科的专业指导 |
| 定期总结 | 积极参与志愿者机构组织的活动，加强不同层级志愿者之间的交流；定期参加培训与交流，不断提升服务水平；定期总结工作中的收获与不足，在志愿者服务中进行经验的积累，通过服务时数的增加，不断扩展服务内容，增强服务能力，建立良好的服务信誉；通过定期地参与志愿者活动，加强志愿者对相应组织的归属感和信赖感，对逐步培养稳定的志愿者团队也非常重要。只有形成稳定的团队，才能为广大的服务对象提供更加稳定的、高质量的服务 |
| 保持中立 | 提供服务的过程中，不给予临终者和家属治疗护理方面的专业意见；不接受临终者及家属的财物及其他物品馈赠的同时，也不送食物、保健品给临终者及家属；不参与家属间的矛盾调和，不参与家属间的争执；对于有宗教信仰的临终者，不做任何评价，对于尚无宗教信仰的临终者，不推介、不宣传以自身角度出发的宗教信仰；当临终者死亡后、经过沮丧期服务之后，一般与其家属不会再联系 |

### 4.3.4 医务社会工作

现代医务社会工作起源于18、19世纪的英美两国。1905年在卡伯特·理查德博士（Dr. Cabot Richard）的倡导下，美国马赛诸塞州州立医院成立了社会工作部门，被公认为全球范围内医院社会工作的开始。经过一个世纪的发展，医务社会工作已经普及到美国的各大医院和社区，成为整个诊疗过程的重要部分。在欧美国家，很多医院都设有社会工作部门，在门诊、急诊和各病区都可以看到医务社会工作者忙碌的身影，这些医务社会工作者可以像医生、护士一样成为医院的一员。

我国医务社会工作最早出现在1921年的协和医院，在美籍医务社会工作者浦爱德（Ida Pruitt）女士的努力下，北京协和医院成立了“社会服务部”。由于时断时续，从未得到真正的发展。直至2008年10月，在深圳市政府及卫生主管部门的大力支持下，首批8名医务社会工作者进驻深圳市6家医院才重新拉开医务社会工作的序幕。2009年4月，国务院出台了《中共中央国务院关于深化医药卫生体制改革的意见》，鼓励工会等社会团体开展多种形式的医疗互助活动，鼓励和引导各类组织和个人发展社会慈善医疗救助，医务社会工作者为社会团体中的一分子，起到了重要的桥梁作用，标志着医务社会工作受到了政府相关部门的重视。同时，随着医学模式的转变和医疗卫生体制改革的持续推进，医务社会工作逐渐走向本土化、制度化和规范化。

临终关怀是“对生命的守候”，是对临终者生命价值的最后肯定。临终关怀是团队工作，需要来自不同岗位的人员进行通力合作，其中一支重要力量就是社会工作者。由于服务对象特殊，因此在临终关怀中的社会工作者主要是医务社会工作者。随着临终关怀事业的兴起，对社会工作的内容、方法的吸收与借鉴，使得社会工作在临终关怀中的作用逐渐凸显出来。社会学对临终关怀的研究主要是从社会伦理的角度出发，提倡给予临终者人文关怀和心理安慰，提倡“优死观”。社会学坚持“社会沃母（society worab）”原则，即要求医疗救护者应努力创造爱的氛围，让临终者在生命的最后阶段享受到像胎儿在生理沃母中所享受到的温暖一样。通过社会工作，向临终者及家属表达关怀、体贴之情，使其感受到被爱、被尊重和被需要。帮助临终者及家属保持社会联系，鼓励亲朋、好友、同事的探望，提升心理支持水平，增进情感交流，减轻焦虑、抑郁情绪和对死亡的恐惧，降低隔绝感和孤独感，体现其生存价值。

#### 4.3.4.1 社会工作的概念

社会工作是一种助人的活动、是一种专业，也是一种专门的职业和制度。医务社会工作是指运用社会工作的专业理论和方法，协助老年人及家属解决与疾病有关的社会、经济、家庭、职业、心理等问题，协助医护人员提高疾病治疗效果的专业服务活动。医务社会工作的性质和内容与该国家的医疗卫生制度和健康照顾服务体系呈正相关，即医疗卫生制度和健康照顾服务体系越发达，医务社会工作就越丰富、范围就越广、工作开展就越活跃。广义的医务社会工作者通常包括在人口卫生领域如医院、卫生局、卫生检察局、法律援助中心等单位内工作的社会工作者，而狭义的医务社会工作者多指在医院岗位服务的社会工作者，也是我们日常所讲的医务社会工作者（见表 4.24）。

**表 4.24 社会工作的主要任务**

| 主要任务 |
|---|
| 1. 协助老年人及其家属熟悉医院环境，帮助老年人适应治疗过程，合理享用医院资源 |
| 2. 寻求并整合社会资源，帮助老年人申请需要的物资，帮助其完成资源的申请 |
| 3. 协助老年人制定康复计划，建立良好的生活方式，促使其出院后获得更好的生活 |
| 4. 为疾病末期老年人及其家属进行临终关怀和哀伤辅导 |
| 5. 提供危机干预服务，对遇到突发事件的老年人进行心理辅导 |
| 6. 促进有效的医患沟通，形成和谐的医患关系 |

临终关怀社会工作是以临终者和家属为特定服务对象，通过整合社会资源、运用社会工作的专业理论和方法，满足临终者生理、心理需求，陪同临终者走过悲伤的所有阶段，协调临终关怀中涉及的医患关系，为家属提供社会服务指导，促进家庭互动，临终者离世后的哀伤辅导，探索家属在情绪、精神方面的需求，帮助家属建立新的生活方式、恢复正常的社会功能。临终关怀社会工作是现代医务社会工作进步的表现，将生命末期的临终者及家属作为服务对象和研究对象，为其提供心理疏导、日常照护指导、哀伤辅导等服务，整合可能的社会资源，充分利用专业知识，为临终者及家属提供情感、物质等方面的帮助，使其以良好的精神状态坦然面对即将到来的生命终结。此外，通过“死亡教育”，临终关怀社会工作者还能起到引导作用，帮助临终者及家属树立恰当的“生死观”，树立“优死观念”。

#### 4.3.4.2　社会工作方法和内容

临终者作为个体存在，同时也具有整体性。在实施临终关怀的过程中，必须要考虑为他们提供生理、心理等方面的照护。社会工作在其发展过程中形成了一套独特的、专业化的工作方法。其中个案工作法、小组工作法和社区工作法是社会工作中最基本、最主要的三种方法。临终关怀社会工作方法多种多样，实际应用时需具体情况具体分析，根据服务对象的特点和要求进行选择。

（1）个案工作法。是最早形成并沿用至今的一种重要的专业工作方法，它以个人和家庭为服务对象，主要通过直接的、面对面交流的方式提供服务。该工作方法是社会工作的基本方法，也是临终关怀中最常用的工作方法。特点是以临终者和家属为中心，运用社会工作的专业知识和技巧，了解其在终末期不同阶段产生的问题，为临终者和家属提供支持和服务。个案工作常用的服务模式有：心理社会治疗模式、危机介入模式、行为治疗模式和人本治疗模式。

（2）小组工作法。也被称作社会小组工作法、社会团体工作法等，是社会工作开展的专业方法之一。社会团体工作的特点是借助团体特有的团体情境与团体互动来实现个人发展与矫治的目标，或通过团体的协同工作达成社会行动。可以通过有目的的团体经验，协助小组成员增进社会功能，提高疾病认知程度，更有效地处理个人、小组或社区问题。小组工作法可以为一般儿童、青少年、成人所组成的小组提供教育与娱乐服务，为存在社会和心理问题或生活不顺的人们所组成的团体提供预防、治疗、康复等服务，从而达到预防或解决社会问题的目的。临终关怀小组工作法，也称临终关怀社会小组工作法，是由临终社会工作者运用社会学、医学、临终关怀学、心理学、哲学、死亡教育等学科的专业理论和技巧，了解临终者及家属对死亡的认知与态度，判断其出现的问题，根据实际情况，组织有相同或类似经历的成员进行交流，通过建立自助或互助性治疗、教育小组，帮助小组成员开展经验分享、提高适应能力、妥善面对并解决问题的专业活动。

(3) 社区工作法。既是一种基本的工作方法，也是一条促使社会变迁的重要途径。与个案工作和小组工作不同，社区工作不直接介入到个人与家庭的社会问题解决之中，而是以整个社区为服务对象，通过社区组织和社区发展来解决社会问题。与前两种工作方法相比，社区工作更宏观、涉及面更广、更侧重于社会环境与制度的变迁。它将整个社区及居民纳入服务对象，为其提供人道、利他的服务方法。临终关怀社区工作法是临终关怀社会工作者通过发动或组织社区居民参与，确定社区临终者及家属存在的共性问题和需求，调动社区资源，提高社区内临终者及家属生命质量的方法。在实施临终关怀社区工作法时，常结合临终关怀知识教育同时进行，对社区居民宣传临终关怀的服务理念和宗旨、宣传优死观，一方面可以促进临终关怀事业的推进，另一方面，也可以促进邻里关系和谐、改善社区居民关系，发动社区居民间的团结互助，促进社区文明的和谐进步，也契合了社会主义精神文明建设的要求（见表 4.25）。

**表 4.25 社会工作方法内容与意义**

| 方法 | 内容 | 意义 |
| --- | --- | --- |
| 个案工作法 | 个案工作法在具体开展时的程序如下：临终关怀社会工作者在收到申请、接案后，探访临终者和家属，了解服务对象出现的问题和困扰，表示出对服务对象的关心，建立初步的信任关系，评估服务对象生理、心理和社会状况的同时，评估其家庭、亲朋、与周围环境之间的互动情况。对临终者采取会谈法、观察法、使用调查表、利用现有资料等方法收集资料，制定方案，整合社会资源进行积极干预，协助服务对象解决经济、情感等问题。如在临终者及家属遇到费用问题时，促成其与医院或其他社会资源之间的费用协调，协助医护人员开展健康教育，协助入院、出院、转诊等。在进行社会工作的过程中，与临终者及家属间建立充分的信任关系。涉及改善家庭关系时，采用家庭治疗法，分别与家庭成员进行会谈，帮助家庭成员分别认识自己的角色功能，帮助家庭成员重建共同的价值观和感情基础。对于社工的工作效果可实行评价制度，即对个案工作的服务效果和效率进行评定。可采用的方法主要有三种：①由临终者及家属进行服务工作的开展和满意度评估；②由社会工作同行评估服务工作的开展效果；③由社工所在机构评估社工的服务工作 | 临终关怀社会工作者用心呵护服务对象脆弱敏感的情绪，注意保护服务对象隐私，尊重其自主决策权，采取平等、中立的方式和家属一道帮助临终者进行生命回顾，找寻生命的价值和真谛，探索死亡的升华，协助完成未竟的心愿，制定丧葬计划，帮助临终者和家属获得内心的安定。源远流长的传统文化赋予中国人强烈的家庭观念，尤其在终末阶段，很多临终者及家属会表现出强烈的依赖感，而东方人情感内敛、不擅表达，临终关怀社会工作者就可以起到很好的桥梁作用，引导他们进行的倾诉，互相表达情感 |

表 4.25（续）

| 方法 | 内容 | 意义 |
| --- | --- | --- |
| 小组工作法 | 小组工作法有一定的生命周期，一般应分为 5 个阶段：①准备期，即在小组工作正式开始之前，由社会工作者对小组进行全面的工作准备，包括人员的准备、物资的准备、工作计划和安排的准备等。②小组初期，从第一次团体活动起，即进入小组初期，此期社会工作者应充分理解组员入组时的矛盾心态，把工作重点放在如何帮助组员建立信任关系上，促进组员间相互了解。③小组中期，是组员间形成亲密关系的阶段，也是组员间开始出现权力竞争和控制的阶段。此期社会工作者以协助组员处理冲突为重心，以焦点回归的方式，把问题抛给组员，与他们一同寻找解决问题的方法。④小组后期，即小组的工作阶段，是小组依靠自己的动力运作的时期。组员们能够相互支持、协作一致，进而提出可行性更高的建议或计划，更好地实施临终关怀。社会工作者需关注小组凝聚力的情况，鼓励积极的凝聚力，抑制可能导致部分组员因从众心理而放弃个人不同意见的消极凝聚力。⑤小组结束期，小组工作进行到终结阶段小组目标已经实现。此期组员常表现为以哀伤情绪为主的心理、行为特点，做好结束期的工作和小组评估。<br>该工作方法能有效帮助临终者和家属走出自己的狭隘世界，让其意识到还有很多有着相似经历和感受的人，帮助他们减轻孤独感和隔离感，同时通过互助，也让他们增加自己的内心成就感，也更容易获得小组成员的认同，提升自己的价值。此外，小组成员间的交流，也利于临终者及家属的情感表达，有着相同经历的人，建立更为深入、牢固的情感联结和社会支持网络 | 该工作方法将不同或同一类型临终者及家属组成各种小组，在临终社会工作者组织的引导下，通过小组活动或游戏环节的设计，增进小组成员间的互动和了解，建立信任的小组关系。引导组员进行经验分享，在分享过程中获得彼此支持和精神上的鼓励，结合自身经历为其他组员提出改进建议和策略，协助小组成员建立积极的心态，在价值观、态度及行为方面发生良性转变和改善，促进临终者及家属形成积极的态度。针对小组成员出现的难以舒缓的精神、心理压力时，社会工作者可以进行适当介入，为小组成员提供相应的改善方法，有效解决现存问题。因为小组成员症状、生命阶段和经历类似，所以彼此间更容易产生同病相怜的感觉，让有相同境遇的组员坦诚、真挚地交流，使之明白大家站在相同的起点，相互鼓励，积极面对临终，面对死亡，使临终者能够在生命最后阶段获得最高的生命质量、坦然地迎接死亡；家属能够有耐心、有毅力地照护临终者，提高照护质量，家庭关系更健康、更融洽，在临终者离世时也能够平静面对 |

表 4. 25（续）

| 方法 | 内容 | 意义 |
|---|---|---|
| 社区工作法 | 该方法开展活动的形式多样化，如社区现场咨询、专题讲座、义诊、图片展览、社区宣讲等，通过多种形式活动的开展可以广泛收集居民意见、分析居民意见，制定临终关怀计划，培养居民参与临终关怀的自主精神，提高居民参与度。也可以通过现场教学简单的手工制作等方式，使社区居民对社工的服务有更直观的感受 | 由于地理距离近、互助便利，该方法有着其他方法所没有的优势，在实际临终关怀社会工作的开展中，能为临终者和家属提供不可替代的社会支持，已经成为目前临终关怀社会工作中不可忽视的一种方法。随着临终关怀服务认可度的增加、近年来社区工作的日臻完善，临终关怀社区工作法也必然走上服务规范化、标准化和科学化 |

（4）社会工作技巧。临终关怀社会工作技巧主要体现在以下几个方面（见表 4. 26）。

表 4. 26 社会工作技巧

| 技巧 | 措施 |
|---|---|
| 1. 恰当的沟通技巧 | 使用恰当的沟通技巧，如触摸，注意动作轻柔、手温适宜，增进临终者及家属的安全感和信赖程度。言语得当，与临终者及家属适度讨论生死议题，协助其树立良好的生死观。细心观察服务对象的姿势、体态、表情等，使用社区工作法时，还可通过邻里对临终者和家属的现状进行侧面了解，发现问题时及时采用恰当的社会工作方法处理 |
| 2. 综合分析得出结论 | 保持专业敏感性，及时洞察服务对象的需求。分析问题时结合服务对象的生活、文化背景、费用支付形式、家庭收支情况、家庭关系、心理及社会支持状况等，充分尊重临终者及家属的个体化特点，避免片面、武断地直接结论，对个案进行全面、综合地分析，从而得出结论，制定计划 |

表4.26（续）

| 技巧 | 措施 |
| --- | --- |
| 3. 灵活运用社会工作方法 | 社会工作者对资源的整合能力是其他专业工作人员无法取代的，灵活运用社会工作的方法，寻求社区资源、社会资源，尽可能地动员更多的力量，整合人力、物力、财力等各方资源，协调各方关系，为临终者及家属争取最大化的社会支持，最大限度地提高资源合理利用率，提供最优质的临终关怀服务。临终关怀引入了社会工作的系统论观点，遵循为临终者提供"全人""全家""全队""全程""全社区"照护的理念。为临终者提供"全人照顾"，帮助临终者平静地离开；"全家照护"，帮助临终者寻求家人的支持与照护，帮助临终者家庭寻求他人的关注与支持，应对哀伤情绪；"全队照护"重点集结临终服务的团队力量；"全程照护"，从临终阶段到死后阶段，各项事务的处理；"全社区照护"，帮助临终者及家属建立社区支持网络。社会工作者通过辨别和利用社会资源，缓解临终者及家属的压力，完善生命的意义。综合运用社会学理论，在服务的不同阶段、对不同的问题采用不同的工作方法，针对个案，从咨询的开始到结束，都不要僵化地套用理论，不把哪种理论或介入模式作为工作的指导，而是按照咨询的进展程度，运用各种方法和技术开展社工服务。重视实操能力，不断地去践行理论知识，尤其是新入职的社会工作者，在小组中灵活使用社会工作方法，训练学会如何分享、如何回应 |
| 4. 尊重服务对象 | 制定临终关怀计划的过程中，注重服务对象的参与，尊重服务对象的自主决策权，避免强加社会工作者的主观意志；开展具体社会工作时，尊重临终者及家属的隐私权、知情权、生活习惯、价值观及宗教信仰等；注重对服务对象的正向引导，帮助其摆脱困境，积极应对可能出现的各类问题，提高临终生活质量。服务无止境，需要社会工作者用心去思考、去体会，根据服务对象的个体差异，制定不同的服务计划 |
| 5. 树立良好工作形象 | 临终者及家属对社会工作者的第一印象非常重要，直接影响他们进一步寻求服务机构帮助的动力和信心。实施社会工作过程中，注意树立良好的、可信赖的工作形象，有助于临终关怀社会工作者建立良好的维系关系，取得服务对象的信任，才能更加深入、真实地了解服务对象存在的经济、情感、家庭、心理及社会问题；建立良好的信任关系，才能在开展工作时与服务对象更好地进行协商和探讨，共同寻求解决途径，临终者及家属的配合度也更高，工作效率更高，取得更好的临终关怀社会工作效果。此外，良好的工作形象有助于临终关怀事业的正面宣传，吸引更多的人了解临终关怀、接受社会工作和临终关怀社会工作，接受临终关怀理念 |

表 4.26（续）

| 技巧 | 措施 |
| --- | --- |
| 6. 团结协作 | 临终关怀是由专业团队完成的整体性服务，重视个体的生命价值，重视人权，更好地满足临终者及家属的生理、心理、社会和精神需求。社会工作是临终关怀体系中重要的一个组成部分，需要与临终关怀其他团队成员协作，注意定期总结和听取其他团队成员意见，同时也可以协同其他团队成员共同寻求最佳的解决途径，涉及跨学科问题时，还可以给出社会工作相关专业意见，加强临终关怀团队及学科间协作，帮助临终者及家属解决经济、情感、家庭、心理及社会等问题，使其获得更好的生活质量。此外，临终关怀团队成员来自不同的专业领域，成员既能发挥所长提供优质服务，同时也可能在工作中出现分歧与摩擦，所以社会工作者还会在特殊情况下承担协调者的角色，协助团队成员澄清观点，解除误会，化解矛盾，促进成员有效、和谐地开展工作 |

## 4.3.5 民间组织

中华民族历来是礼仪之邦，文化传承中也一直沿袭真、善、美等美好品德，提倡助人为乐，讲求“一方有难，八方支援”。除政府机构提供救助、帮扶外，民间也成立了很多服务型组织，如各类慈善机构、基金会、社会服务团体等，采用民间出资、募捐、企事业单位赞助等方式筹集资金，通过各类公益项目或其他形式的公益活动帮助那些遭遇不幸的个人或贫困家庭。

临终关怀涉及群体特殊，尤其是在临终关怀尚未纳入医疗保险体系的地区，加之大多数临终者在疾病发现初期的治疗费用一般数目较大，进入临终阶段时，很多家庭已经无力负担，或由于家庭经济体系的崩溃，造成了临终者及家属生活质量低下，此时相对于政府组织的救助机制，民间组织的介入能更有针对性地帮助这些家庭解决问题。目前国内生命关怀民间组织主要有以下几家（见表 4.27 ~表 4.35）。

表 4.27 生命关怀协会

| | |
| --- | --- |
| 成立时间与性质 | 2006 年，在全国人大常委会原副委员长彭珮云、顾秀莲倡导和关怀下成立，汇集了医学、法学、管理学等方面的专家、企业家、社会工作者等爱心人士。协会经国务院批准，民政部注册登记成立，是全国性非盈利性社会公益组织，业务主管单位为中华人民共和国卫生和计划生育委员会 |

表 4.27（续）

| | |
|---|---|
| 特色 | 中国生命关怀协会的宗旨为：传播生命文化，关怀生命过程，维护生命尊严，提高生命质量，延伸生命预期，创立并发展具有中国特色的生命关怀事业。其主要任务是凝聚社会共识，营造关爱生命、奉献爱心的良好氛围；协调社会资源，为提高生命质量和生命预期服务；聚集社会力量，为推动生命关怀事业展开搭建工作平台；培训社会人才，为提高生命关怀从业人员素质和能力而努力 |
| 业务服务 | (1)实施全国生命关怀的行业管理；协助政府有关部门对临终关怀和老年颐养范畴进行立法和政策研究；(2)以生命关怀为主题，组织会员宣传，普及临终关怀、舒缓治疗和老年保健知识，提高全社会对死亡的科学认识，动员社会各界参与生命关怀服务活动；(3)建立和发展与国内舒缓治疗、临终关怀组织、老年护理院及养老机构间的合作，积极开展地区和国际间的实地考察及学术交流活动；(4)培训生命关怀专业人员，对医务人员、护工、家属和志愿者进行舒缓治疗、人文关怀、生活照顾的教育和技能培训，发挥我国中医中药的优势和特长，开展中西医相结合的特色治疗，不断提高我国老年病保健、舒缓治疗与临终关怀的水平；(5)书刊编辑、技术咨询、网站宣传；(6)开展社区生命关怀服务；(7)筹集资金，救助贫困的临终病人；(8)受政府有关部门委托奖励在生命关怀事业中有突出贡献的人 |

表 4.28　台湾地区安宁照顾协会

| | |
|---|---|
| 成立时间与性质 | 成立于 1995 年，为非盈利性社会团体 |
| 特色 | 自 2006 年起该协会受台湾地区卫生主管部门协助民众进行安宁缓和医疗医院注记健保 IC 卡登录申办，普通民众也可将签订过的《预立选择安宁缓和医疗意愿书》邮寄至该协会，由该协会完成相应程序送至健保局完成注记于健保 IC 卡，需要时用以提醒医护人员签立人意愿为首要出发点 |
| 业务服务 | (1)举办安宁照顾学术研习、讨论及联谊会议与活动，借以提高临终照顾水平；(2)发行有关安宁照顾之杂志、刊物、书籍等；(3)联系公、私立及研究、教学、服务机构，从事有关安宁照顾的研究、发展与应用；(4)宣扬正确的临终观念，促使安宁照顾工作人员更有爱心及技术照顾临终病患，亦使病患及家属安心接受安宁照顾；(5)参加国际间有关活动，借以促进国际交流，提高台湾地区安宁照顾组织及学术地位；(6)其他为达成上述目的所必要事项 |

表 4.29 北京生前预嘱推广协会

| | |
|---|---|
| 成立时间与性质 | 成立于 2013 年,业务主管单位为北京市卫生局,是中国第一家推广“尊严死”的公益网站 |
| 特色 | 结合我国国情,推出了我国居民使用的“生前预嘱文本”《我的五个愿望》,并建立生前预嘱注册中心,实现个人自主选择临终时是否使用呼吸机等其他人工生命支持系统。通过推广使用“生前预嘱”,使更多人知道,在生命尽头不使用生命支持系统以保持尊严是一种权利,需要被认识和维护 |
| 业务服务 | (1)在主管部门领导下,与发起单位一同承担起生命教育之责,继续推广“尊严死”“生前预嘱”理念,使“生前预嘱”文本《我的五个愿望》具有可实施和操作性,使公民能够真正通过“生前预嘱”实现“尊严死”;(2)继续扩大“选择与尊严”公益网站的社会影响力,并与其一同将已取得的推广成果落地、实施,即将与之配套且利国利民的缓和医疗纳入工作重点,在创立缓和医疗学科(学会)、寻求国家保障制度上开展工作,以期有相应保障制度的缓和医疗机构尽早落地并惠及全民;(3)以数据库支持系统,为以“生前预嘱”方式填写《我的五个愿望》的注册者提供高度保密且自由的修改、变更渠道,也为更多的可能的认同者提供网络服务平台,使生前预嘱注册工作作为协会最重要的服务工作之一来做;(4)建立国际交流平台,如举办(组织)国际专家研讨会、学术交流会、专业人员和组织志愿者培训课程等,创立符合中国本土需要的“尊严死”“生死预嘱”“缓和医疗”,以宣示中国文明;(5)以学术、理论体系及缓和医疗实体为依托,为政府及相关职能部门提供可寻资料与模式,以期获得政策支持;(6)经有关部门批准,独立或联合举办教育、培训或其他服务活动 |

表 4.30 安宁院

| | |
|---|---|
| 形式 | 大都设在大城市和个别中等城市,并且大多数机构只是养老院或肿瘤医院(科)的附属服务项目,民间开设运营的少之又少,如南京鼓楼安怀医院、北京松堂关怀医院、天津鹤童老年人院、苏州市福星护理院等。目前,我国临终关怀机构在民间发展的另一种形式是民间资本与公立机构合作 |
| 特色 | 致力于提高贫困晚期癌症老年人的生活质量,推动国内“舒缓医学”和宁养医疗服务事业的发展,促进社会对晚期癌症老年人的关怀与支持等。以人为本,全人服务,提高癌症老年人的生活质量。以爱心关怀、专业知识及积极态度,为老年人及家属提供全人服务,包括身体、心理和社会上的照护。使贫困的晚期癌症老年人在人生的最后阶段能活得有意义、有尊严 |

表4.30（续）

| | |
|---|---|
| 业务服务 | (1)服务内容为癌痛治疗及全人服务;(2)服务形式为家居探访、门诊、电话咨询等;(3)服务对象为低收入晚期癌痛老年人;(4)申请程序:申请者携带资料有癌病确诊资料原件、贫困证明原件、老年人身份证及户口本原件、老年人及取药人两者身份证复印件(一页纸)、取药人单人身份证复印件;(5)接受程序:咨询等级→审核→等候家访→确定接受 |

表4.31　死亡教育和咨询协会

| | |
|---|---|
| 成立时间与性质 | 1976年,一组感兴趣的教育家和临床医生组织了死亡教育和咨询论坛。经过多年努力,逐渐成长为死亡教育和咨询协会 |
| 特色 | 在濒死、死亡和丧亲领域最早的跨学科组织,主要目标是提高专业人士和非专业人员更好地满足他们在死亡教育和哀伤辅导工作需求的能力 |
| 业务服务 | 致力于促进和分享濒死、死亡和丧亲的研究、理论及实践。作为一个非盈利组织,会员主要由教育家、咨询顾问、护士、医生、医院临终关怀人员、心理健康专家、殡仪馆主管、社会工作者、哲学家、心理学家、社会学家、体育休闲治疗师、健康福利专家和志愿者等组成 |

表4.32　拉撒路会

| | |
|---|---|
| 成立时间 | 香港地区注册的慈善机构,于2006年2月成立,致力于推动"生死教育" |
| 业务服务 | 公开讲座、工作坊、培训班及其他活动,均以推动生死教育为主旨,参与者来自各行各业,包括社工、护士、大学生、中学老师、教牧同工、院牧等。出版书籍《死里寻生》,努力将"生死教育"的概念引进社区,期望建立一个社区纾缓关怀互助系统(Community Palliative Care Support System)。该组织还通过邀请中学生参与讨论、进行生命关怀讲座、召开生命关怀研讨会等全面性的生命关怀系列活动抬高了生死教育的广度和深度 |

表4.33　榕光社

| | |
|---|---|
| 成立时间 | 该组织是由公屋评议会及浸会大学社工学生于1989年联合发起的"慈云山长者搬迁大行动"演变而来,最初为慈云山重建区内的长者提供社区综合服务,主要是协助长者装修、搬迁和帮助他们在新社区中建立支援网络。而后逐渐发展,社内已有多名全职及兼职义工为独居长者服务 |
| 服务内容 | 登门访视、陪伴他们前往医院就诊、在重大节日送去应节食品等,让他们感到人间有情。近年,榕光社还扩大了服务范围,除帮助长者克服在生时所遇困难外,还通过"夕阳之友"计划,解除了长者对身后事的疑虑,让他们可以"开心来,尊严活,放心去" |

表 4.33（续）

| | |
|---|---|
| 业务服务 | 香港地区在现行政策指导下，独居长者离世后，其遗体会安放在公众殓房，如3个月内无人认领便会被埋葬，且不会为他们设立墓碑，仅给予一个编号。如果长者不希望离世后只有一个编号，那么独居长者即可于生前申请“夕阳之友”计划。义工会先进行到家访视，了解其家庭背景、健康情况及担忧的问题等。申请一经同意，义工便会为长者预备授权书，授权社方在其逝世后代为处理遗体、进行殓葬及处理骨灰等事宜。费用上，如果长者生前有申领援助，相关殡葬费用可向社会福利署申领实报实销，否则该社会负责全部费用。与此同时，服务对象也进一步扩大范围，“夕阳之友”计划由原来主要面向东九龙的长者，逐步扩展至面向全港的独居长者 |

表 4.34 北京十方缘公益基金会

| | |
|---|---|
| 性质 | 北京市民政局注册的非公募公益基金会，专注老年人心灵呵护事业，是为老年人服务的捐赠平台，同时也是资助为老年人服务个人和组织的支持平台 |
| 特色 | 以陪伴生命喜悦成长为愿景，以聚合资源支持老年人心灵呵护事业为使命，以在爱与陪伴中共同成长为宗旨，其业务范围主要是资助为老年人提供心理关怀服务的组织及相关研讨、交流和培训服务 |
| 业务服务 | 资助管理的老年人心灵呵护服务网络是在中国生命关怀协会心灵呵护工作委员会领导下的学习型网络。由全国各地为临终、重症老年人提供专业心灵呵护服务的个人和组织组成，遵守《老年人心灵呵护服务网络自律行为规范》，并按照《十方缘老年人心灵呵护服务标准》定期举办活动。网站会提前公布活动信息，组织义工进行相应的服务，义工管理和培训规范，有专门的义工课程体系、定期进行公益培训；有对义工星级评定的完整规范和服务流程规定，对中心内义工的管理十分系统和规范。为老年人服务，使老年人在宁静祥和中走完人生的最后路程 |

# 参考文献

[1]宋岳涛,刘运湖.临终关怀与舒缓治疗[M].北京:中国协和医科大学出版社,2014.

[2] 史宝欣.临终护理[M].北京:人民卫生出版社,2010.

[3]刘继同,袁敏.中国大陆临终关怀服务体系的历史、现状、问题与前瞻[J].社会工作,2016,2(263):34-47.

[4]王露,陈英,崔金锐.舒缓疗护的研究进展[J].护理学杂志,2016,31(22):99-102.

[5]程超.走近舒缓医疗[J].祝您健康,2016,(5):59.

[6]周霜,王海容,程文玉,等.临终关怀立法现状及探索[J].医学与哲学,2017,38(6A):57-60.

[7]王正,潘华峰,赵金媛,等.医患矛盾视角下中西方死亡观差异与死亡教育研究[J].中国民族民间医药,2015(5):156-159.

[8]张慧兰,王丹,罗羽.国内外死亡教育发展的分析与思考[J].护理学报,2015,22(11):29-32.

[9]李亚明.生前预嘱与死亡的尊严[J].哲学动态,2014(4):79-83.

[10]李义庭,李伟,刘芳,等.临终关怀学[M].北京:中国科学技术出版社,2015.

[11]杨汝娟,倪红,吴德香,等.晚期肿瘤患者角色适应不良的护理[J].实用临床医药杂志,2009,5(2):13-14.

[12]李小妹.护理学导论[M].北京:人民卫生出版社,2007.

[13]李晓松.护理学导论[M].北京:人民卫生出版社,2014.

[14]李娜.职业生涯理论视野下的就业指导课程研究[D].上海:华东师范大

学,2009.

[15]李月芝,高万钰,山珊. 癌症患者诊断及临床过程中的心理治疗[J]. 医学信息,2011,24(9):5943-5944.

[16]施永兴,王光荣.缓和医学理论与生命关怀实践[M].上海:上海科学普及出版社,2009.

[17]贾启艾.人际沟通[M].南京:东南大学出版社,2010.

[18]周璇璇,张彦.人际沟通[M].厦门:厦门大学出版社,2015.

[19]王臣平,李敏.护理人际沟通[M].长沙:中南大学出版社,2011.

[20]施永兴,罗维.人生终站的陪伴:临终关怀百题[M].上海:上海交通大学出版社,2012.

[21]时蓉华.社会心理学[M].杭州:浙江教育出版社,1998.

[22]缪建东.家庭社会学[M].南京:南京师范大学出版社,2000.

[23]阳锡洲,贺达仁,蔡太生.终末期癌症病人诊治中的心理特征与人文关怀[J].医学与哲学,2005,26(7):59-60.

[24]李树然,田娟.癌性疼痛的研究现状[J].河北医药,2011,33(3):437-439.

[25]肖扬.探讨晚期癌症患者的疼痛控制与生命质量[J].医学综述,2014,20(15):2818-2819.

[26]陆宇晗.癌症疼痛的评估及护理[J].北京大学临床肿瘤学院国际护理学杂志,2006,25 (6):477-480.

[27]闫荣,王红,庄娥,等.癌症疼痛的评估和管理[J].中华护理杂志,2006,41 (10):917-918.

[28]田素霞.癌症疼痛的评估控制和护理进展[J].菏泽医学专科学校学报,2002,14(1):87-89.

[29]陆小英,赵存风,张婷婷,等."长海痛尺"在疼痛评估中的应用[J].解放军护理杂志,2003,20(4):6-7.

[30]李漓,刘雪琴.老年人的疼痛及评估[J].中华护理杂志,2003,38(2):129-132.

[31]张浩楠.癌症疼痛的评估及护理[J].黑龙江医药科学.2004,27(6):65-66.

[32]赵继军.疼痛护理手册[M].北京:人民军医出版社,2011.

[33]赵继军.疼痛护理学[M].北京:人民军医出版社,2010.

[34]姜安丽.新编护理学研究[M].北京:人民卫生出版社,2013.

[35]吕探云,孙玉梅.健康评估[M].北京:人民卫生出版社,2012.

[36]孟宪武.临终关怀[M].天津:天津医科大学出版社,2002.

[37]蔡聚雨.养老康复护理与管理[M].上海:第二军医大学出版社,2012.

[38]徐仁应.恶性肿瘤患者营养评估与营养支持[J].上海护理,2001,11(4):

93 -95.

[39]胥琳佳,崔爽,安楠. 健康传播下临终关怀与死亡教育初探[J]. 新闻春秋,2015,5(2):18 -22.

[40]钟华荪. 居家老年人安全护理技巧[M]. 北京:人民军医出版社, 2012.

[41]姜安丽. 新编护理学基础[M]. 北京:人民卫生出版社,2013.

[42]蒋琪霞. 压疮护理学[M]. 北京:人民卫生出版社, 2015.

[43]韩斌如, 王欣然. 压疮护理[M]. 北京:科学技术文献出版社, 2013.

[44]SOBOTKA L, MEGUID M . Healing of wounds and pressure ulcers[J]. Nutrition, 2010, 26(9):856 -857.

[45]LALA D, SPAULDING S J, BURKE S M, et al. Electrical stimulation therapy for the treatment of pressure ulcers in individuals with spinal cord injury: a systematic review and meta -analysis[J]. International Wound Journal, 2015, 13(6):1214 -1226.

[46]杜春萍, 梁红锁. 康复护理技术[M]. 北京:人民卫生出版社, 2014.

[47]刘珊珊, 谭思洁. 老年人肌力评定和锻炼方法的研究进展[J]. 中国康复医学杂志, 2012, 27(1): 96 -98.

[48]周更新,张萍萍. 护理学基础[M]. 北京:中国协和医科大学出版社,2013.

[49]吕探云. 健康评估[M]. 北京:人民卫生出版社,2007.

[50]周秀华,张静. 急危重症护理学[M]. 北京:人民卫生出版社,2007.

[51]王万铁,金可可,杜健,等. 病理生理学[M]. 杭州:浙江大学出版社,2006.

[52]张燕京,黄惟清. 急救护理技术[M]. 北京:北京出版社,2012.

[53]杨家林. 恶心呕吐病人的护理改进[J]. 国际护理学杂志,2006,25(1):72.

[54]曹伟新,李乐之. 外科护理学[M]. 北京:人民卫生出版社,2007.

[55]李晓松. 护理学基础[M]. 北京:人民卫生出版社,2009.

[56]杜慧群,刘奇. 护理伦理学[M]. 北京:中国协和医科大学出版社,2007.

[57]黄敬亨. 健康教育学[M]. 上海:复旦大学出版社,2007.

[58]黄惟清,陈善正. 外科护理学[M]. 北京:北京出版社,2012.

[59]周郁秋. 护理心理学[M]. 北京:人民卫生出版社,2006.

[60]李凌江. 精神科护理学[M]. 北京:人民卫生出版社,2008.

[61]姜安丽. 护理教育学[M]. 北京:人民卫生出版社,2007.

[62]凌文华. 预防医学[M]. 北京:人民卫生出版社,2006.

[63]步宏. 病理与病理生理学[M]. 北京:人民卫生出版社,2006.

[64]肖顺贞. 护理研究[M]. 北京:人民卫生出版社,2008.

[65]李继平. 护理管理学[M]. 北京:人民卫生出版社,2008.

[66]李小妹. 护理学导论[M]. 北京:人民卫生出版社,2012.

[67]董志. 药理学[M]. 北京:人民卫生出版社,2006.

[68]孟庆义. 急诊护理学[M]. 北京:人民卫生出版社,2009.

[69]尤黎明,吴英. 内科护理学[M]. 北京:人民卫生出版社,2007.

[70]邓一浩. 老年护理学[M]. 北京:北京出版社,2011.

[71]龙霖. 护理学基础[M]. 北京:人民军医出版社,2014.

[72]张淑华,陈金华,宋燕. 新的尸体料理理念和方法应用的效果研究[J]. 中国实用医药,2011,34(6):184 - 185.

[73]雷鸣,迪金森,庞洋,周艳译. 温暖消逝:关于临终、死亡与丧亲关怀[M]. 北京:电子工业出版社,2016.

[74]HO A H Y,LEUNG P P Y,TSE D M W,et al. Dignity amidst liminality:healing within suffering among Chinese terminal cancei pa-tients[J]. Death Studies,2013,37(10):953 - 970.

[75]戴宏平. 尊严疗法对肝癌患者自尊相关压力和希望水平的影响[J]. 护理学杂志,2011,26(23):56 - 61.

[76]HACK T,MCCLEMENT S,CHOCHINOV H M. Learning from dying patients during their final days:Life reflections gleaned from dignity therapy[J]. Palliat Med,2010,24(7):715 - 723.

[77]REINKE L F,SHANNON S E,ENGELBERG R,et al. Nurses' identification of important yet under-utilized end-of-life care skills fir patients with life-limiting of terminal illnesses[J]. Palliat Med,2010,13(6):753 - 759.

[78]THOMPSON G N,CHOCHINOV H M. Dignity-based approaches in the care of terminally ill patients[J]. Curr Opin Support Palliat Care,2008,2(1):49 - 53.

[79]LEUNG D. Granting death with dignity:patient,famili and professional perspectives[J]. Palliat Nurs,2007,13(4):170 - 174.

[80]FRANKLIN L L,TERNESTE B M,NORDENFELT L. Views on dignity of elderely nursing home residents[J]. Nurs Ethics,2006,13(2):130 - 146.

[81]PURVIS T E. Debating death: religion,politics,and the Oregon death with dignity act[J]. Yale Biol Med,2012,85(2):271 - 284.

[82]HALL S,LONGHURST S,HIGGINSIN I. Living and dying with dignity:a qualitative study of the views of older people in nursing homes[J]. Age Ageing,2009,38(4):411 - 416.

[83]BALDUCCI L. Death and dying:what the patient wants[J]. Ann Oncol,2012,23(3):56 - 61.

[84]MONTROSS L,WINTERS K D,IRWIN S A. Dignity therapy implementation

in a community - baspice setting[J]. Palliat Med,2011,14(6):729 - 734.

[85]HALL S,GODDARD C,SPECK P. It makes me feel that I'm still relevant:a qualitative study of the views of nursing home residents on dignity therapy ang of the views of nursing home residents on dignity therapy and taking part in a phase Ⅱ randomized trial of a palliative care psychotherapy[J]. Palliat MED,2012,(15),DOI:10.1177/0269216312449272.

[86]ANDERBERG P,LEPP M,BERGLUND A L,et al. Preserving dignity in caring for older adulst:aconcept analysis[J]. Adv Nurs,2007,59(6):635 - 643.

[87]FERRELL B. Dignity terapy:advancing the science of spiritual care in terminal illness[J]. Clin Oncol,2005,20,23(24):5427 - 5428.

[88]CHOCHINIV H M,HACK T,HASSARD T,et al. Dignity therapy:a novel psychotherapeutic intervention for patients near the end of life[J]. Clin oncol,2005,23(24):5520 - 5525.

[89]HALL S,EDMONDS P,HARDING R,et al. Assessing the feasibility,acceptability and potentialeffectiveness of dignity therapy for people with advanced cancer referred to a hospital-based care team:study pritocol[J]. BMC Palliat Care,2009,8(16):5 - 13.

[90]WATSON M,KISSANE D. Handbook of psychotherapy in cancer care[M]. Wiley-Blackwell,2011.

[91]韩跃红,孙书行. 人的尊严和生命的尊严释义[J]. 哲学研究,2006,1(3):63 - 66.

[92]朱静. 基于患者偏好的医患知识转移策略研究[D]. 杭州:浙江大学,2007.

[93]MILLER S M. Monitoring and blunting:Validation of a questionnaire to assess style of information seeking under threat[J]. J Pers Soc Psychol,1987,52(2):345 - 353.

[94]SWIFT J K,CALLAHAN J L,VOLLMER B M,Preferences[J]. Clin Psychol,2011,67(2):155 - 165.

[95]Watson M S. 牛津临床姑息治疗手册[M]. 北京:人民卫生出版社,2006.

[96]缪爱云,李丽,叶志霞. 癌症患者参与治疗决策的研究进展[J]解放军护理杂志. 2014,31(17):52 - 54.

[97]李慧玲. 临终关怀指导手册[M]. 苏州:苏州大学出版社. 2014:316.

[98]姬绍先,欧阳九鸿. 非脑死亡缓和放弃治疗的原因分析及临床策略[J]. 医学与哲学(人文社会医学版),2010:31(9):14 - 16.

[99]陈天艳,何英利,赵英仁. 试论生命维持治疗中的伦理学问题[J]. 中国医学伦理学,2007,20(6):54 - 55.

[100]彭美慈,王国成,戴乐群,等.香港市民和护士对预前指示及末期病患者采用维持生命治疗看法的调查研究[J].中国医学伦理学,2006,19(3):11-15.

[101]金丽花.人生回顾疗法对康复期癌症患者心理状况的影响[J].当代护士(中旬刊),2014,2:75-77.

[102]肖惠敏,邝惠荣,彭美慈,等.晚期癌症患者人生回顾干预措施的构建[J].中华护理杂志,2010,45(7):631-633.

[103]HAIGHT B K. The therapeutic role of the life review in the elderly[J]. Acad Psychol Bull,1984,6(3):287-299.

[104]CHIANG K J,LU R B,CHU H,et al. Evaluation of the effect of a life review group program on self-esteem and life satisfaction on the elderly[J]. Geriatr Psychiatry,2008,23(1):7-10.

[105]KORTE J,BOHLMEIJER E T,CAPPELIEZ P,et al. Life review therapy for older adults with moderate depressive sympto matology:a pragmatic randomized ontrolled trial[J]. Psychol Med,2012,42(6):1163-1173.

[106]HAIGHT B K. The therapeutic role of a structured life review process in homebound elderly subjects[J]. Gerontol,1988,43(2):40-44.

[107]ANDO M,MORITA T. Efficacy of the structured life review and the short-term review onthespiritual well-being of terminally ill cancer patients[J]. Health,2010,2(4):342-346.

[108]SUBRAMANIAM P,WOOD B,WHITAKER C. Life review ang life story books for people withtomoderate dementia:a randomized controlled trial[J]. Aging Ment Health,2014,18(3):363-375.

[109]HAIGHT B K,HAIGHT B S. The handbook of structured life review[M]. United states:Health Professions Press,2007.

[110]PINQUART M,DUBERSREIN P R,LYNESS J M. Effects of psychotherapy and behavioral interventions on clinically depressed older behavioral interventions on clinically depressed older adults:A meta-analysis[J]. Aging Ment Health,2007,11(6):645-657.

[111]于玲,蒲丽丽,林乐辉,等.人生回顾干预对晚期癌症患者生活质量影响[J].护理学报,2014,21(8):70-71.

[112]石敏,李莉,张莲.人生回顾护理方式对晚期胃肠道肿瘤患者的影响[J].中华现代护理杂志,2013,19(33):4109-4111.

[113]时庆红.晚期胃肠道肿瘤患者应用人生回顾护理干预的效果分析[J].中外医疗,2015,21:152-154.

[114]王迎春,徐耀荣.人生回顾访谈法对宫颈癌患者自尊状况和希望水平的

影响[J]. 当代护士(下旬刊),2015(5):73 -75.

[115]SERRANO J P, LATORRE J M, GATZ M, et al. Life review therapy using autobiographical retrieval practice for older adults with depressive sumptomatology[J]. Psychol Aging,2004,19(2):272 -277.

[116]陈丽霞. 人生回顾访谈法对胰腺癌患者心理状况和希望水平的影响[J]. 中华现代护理杂志,2011,17(20):2385 -2387.

[117]SERRANO J P, LATORRE J M. Life review therapy using autobiographical retrieval retrievaloractice for older adults with clinical depression[J]. Psicothema,2012, 24(2):224 -229.

[118]HOUSTON T K,ALLISON J J,SUSSMAN M,et al. Culturally appropriate storytelling to improve blood pressure:a randomized trial[J]. Ann Intern Med,2011,154(2):77 -84.

[119]刘峰. 社会整合与内心需求:现阶段宗教在中国存在的现实基础[D]. 长春:吉林大学,2002.

[120]吴疆. 濒死体验的质性研究[D]. 武汉:华中科技大学,2012.

[121] Coe R, Wolinsky F. Miller D. & Prendergast J. Social network relationships and use of physician services: A reexamination[J]. Research on Aging, 1984.

[3]Wellman B. & S. wortley , Brothers keepers: Situating kin relations in broader networks of social support[J]. Sociological Perspective 32. 1989.

[122]岳月. 养老护理人员心理资本、社会支持与心理健康之间的关系研究[D]. 锦州:辽宁医学院,2015.

[123]施永兴. 临终关怀学概论[M]. 上海:复旦大学出版社,2015.

[124]施永兴,王光荣. 中国城市临终关怀服务现状与政策研究[M]. 上海:上海科技教育出版社,2010.

[125]苏永刚. 中英临终关怀比较研究[M]. 北京:中国社会科学出版社,2013.

[126]罗建. 紧紧抓住病患的手 - 医疗人文关怀启示录[M]. 北京:中国中医药出版社,2011.

[127]颜丽霞,李敏,欧阳玲,等. 安宁照护护士循证式疼痛管理实践现状及影响因素分析[J]. 护理学杂志,2020,35(18):79 -82.

[128]颜丽霞,申海艳,卿利敏,等. 养老机构安宁照护护士专业生活品质及影响因素研究[J]. 中华护理教育,2020,7(17):622 -626.

[129]颜丽霞,申海艳,李佳嵘,等. 社会支持在养老机构老年人抑郁情绪与孤独感之间的中介作用[J]. 湘雅护理杂志,2020,1(4):668 -671.

[130]颜丽霞,卿利敏,申海艳,等. 安宁照护护士职业生活质量现状调查分析[J]. 湘雅护理杂志,2020,1(5):749 -752.